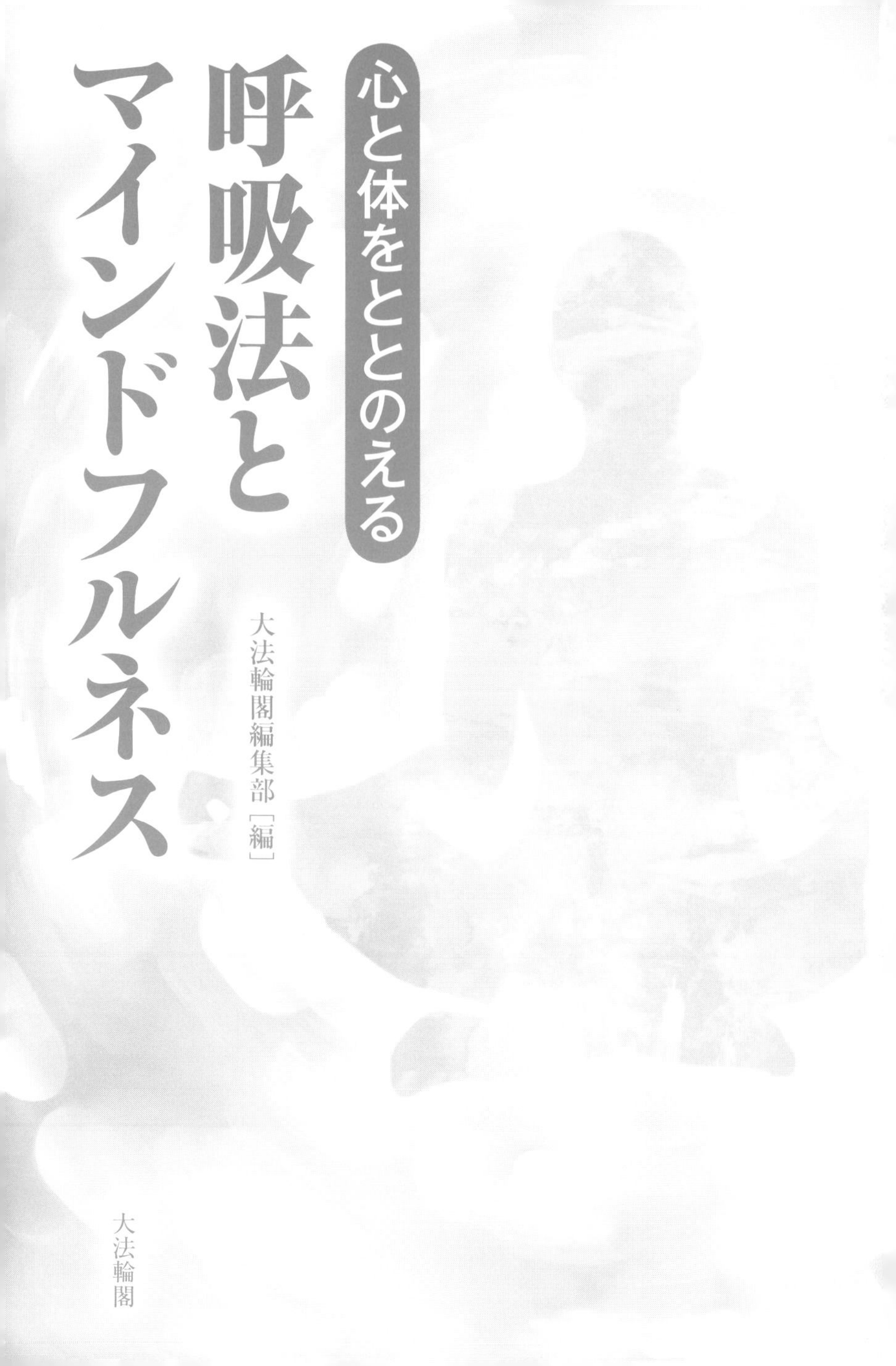

心と体をととのえる

呼吸法とマインドフルネス

大法輪閣編集部［編］

大法輪閣

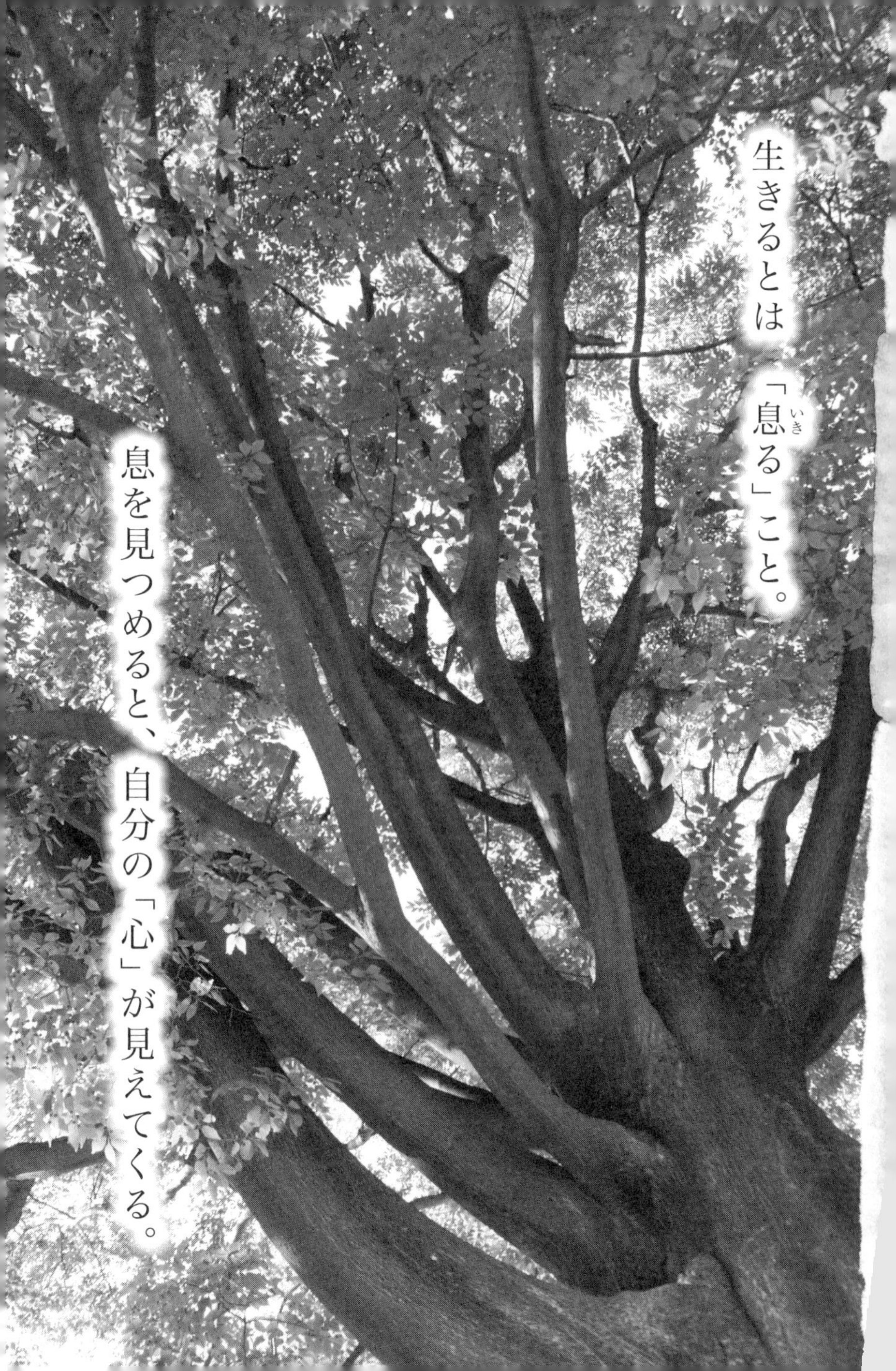
生きるとは
「息《いき》る」こと。
息を見つめると、
自分の「心」が見えてくる。

目次

第五部　マインドフルネスと伝統仏教

●装幀……山本太郎

第一部 さまざまな呼吸法

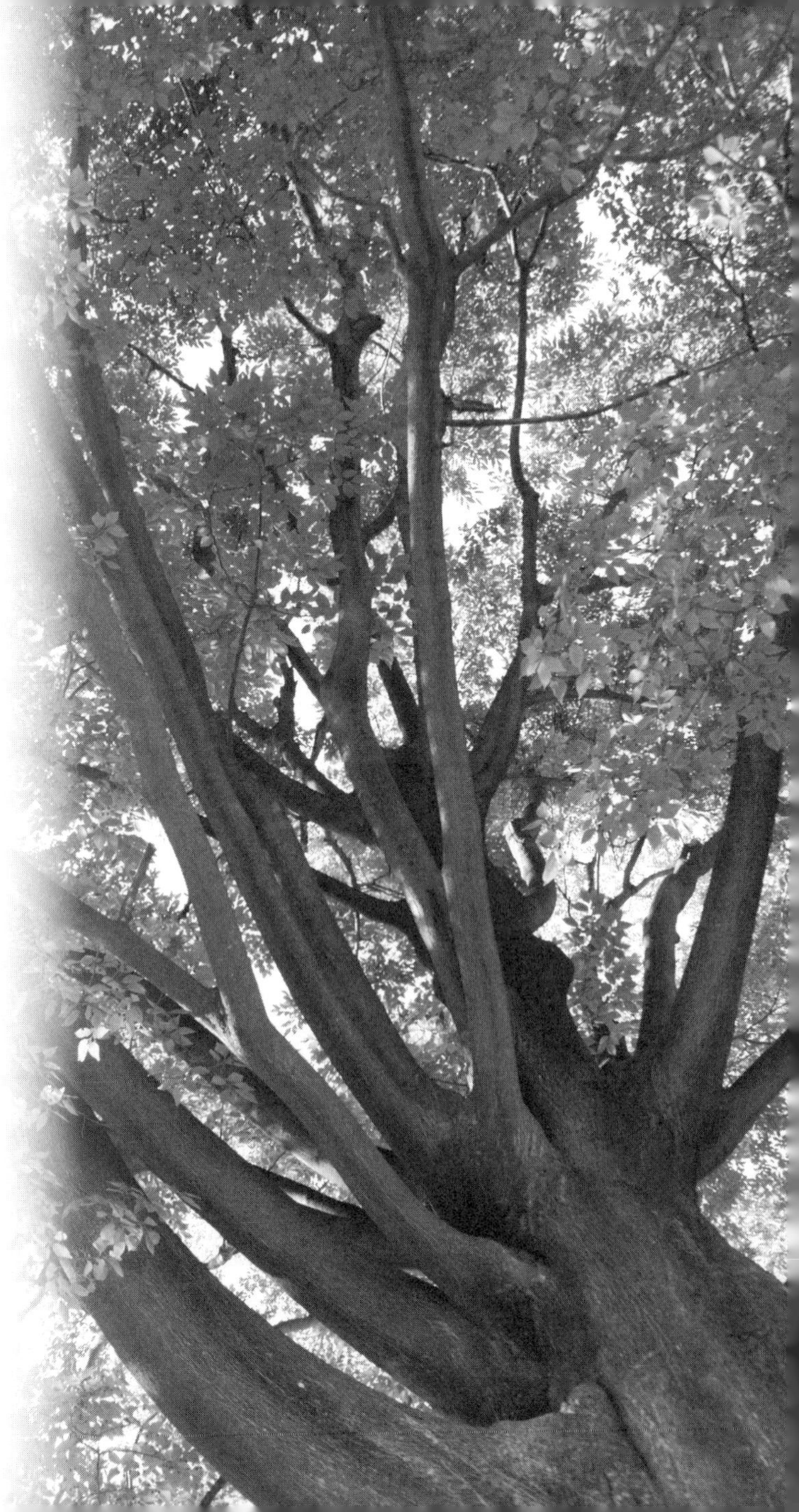

呼吸法を知るための用語辞典

朝倉《あさくら》一善《かずよし》

自律神経《じりつしんけい》

私たちが生きていくために身体に具わっている神経には、体性神経系と自律神経系の二つの系統がある。熱い、暑い、冷たい、寒い、痛い、痒《かゆ》いなどの感覚を脳に伝えたり（感覚神経）、歩く、走る、投げる、跳ぶ、泳ぐ、噛むなど脳の指令でからだを動かすように作用する（運動神経）のが体性神経系。

もう一つの自律神経系は、心臓の動きや血液の流れ、食べ物の消化吸収、ホルモンの分泌など、私たちの意識・無意識に関係なく生命維持のため自然に働いてくれるもので、交感神経と副交感神経の二つが互いにバランスをとって機能する。呼吸は交感・副交感両神経の支配を受けている。

交感神経《こうかんしんけい》

心臓の動きが速くなる、血管が収縮する、血圧が上がる、胃腸の働きを抑える、膀胱《ぼうこう》が拡がる、子宮が収縮する、呼吸が速くなるといった働きは、交感神経が活性化することで行われる。

副《ふく》交感神経

心臓の動きがゆっくりになる、血管が拡がる、血圧が下がる、胃腸の働きを活発にする、膀胱が収縮する、子宮が拡がる、呼吸がゆっくりになるなどの働きは、副交感神経が優位になって行われる。

浅い呼吸

呼吸は意識して行うこともできれば、呼吸しようと思わなくても自然に行われるという、意識と無意識の両方につながっているもの。

私たちが驚きや怒り、不安、悲しみを感じるなどストレスによって交感神経が緊張するような状態になると、心臓はドキドキし、血圧が上がるのと同様、呼吸は俗に言う「息が上がる」で浅く速いリズムになる。

深い呼吸

私たちがリラックスして、ゆったりと落ち着いた気分でいられるという、副交感神経が優位になる状態では、呼吸も深くゆっくりになる。

呼吸は意識でコントロールできるものでもあるので、ゆっくり長く吐いていき、短く深く吸うという深呼吸を短時間でも繰り返すと、「酸素をたくさんとり込んだ、もうこれ以上は要らない」という情報が自律神経に達し、副交感神経が優位になって、リラックスした状態が訪れる。

苛々《いらいら》したり、のぼせて落ち着かない、緊張して堅くなるといった精神状態のときに意識して深呼吸することで落ち着くことができる。

腹式《ふくしき》呼吸

所謂《いわゆる》〝胸で息をする〟ことで肺に十分吸い込めない胸式呼吸に対し、腹筋を使って大きく吸い込む腹式呼吸は、肺を支える横隔膜《おうかくまく》が縮んで下降し平たくなり肺を下に数センチ伸ばすので、肺の容積が拡がり酸素をより多くとり込むことができる。

丹田《たんでん》

直立の姿勢から爪先立つとき、また仰向けに寝た姿勢から腹筋を使って起き上がろうとするとき、それぞれ力が籠《こも》る、充実感が得られる、へそ下三寸の奥部分を下丹田、または臍下《せいか》丹田、略して丹田という。

古代中国に始まる概念——天地万物を構成し、人体にも内在する根源的なエネルギー情報（生命エネルギー、生命力）である「気」を煉《ね》り活性化する——気を耕し丹（霊薬）と成す田の意味。

丹田呼吸

上半身は筋肉の緊張がとれてリラックスし、下半身は丹田に気が充実して大地にしっかりと根を下ろしたような、上虚下実《じょうきょかじつ》の状態で行う呼吸法。丹田部分に意識を落とし鼻から長ーく息を吐いていき、自然に吸う。

真言宗の僧・藤田霊齋《ふじたれいさい》（一八六八〜一九五七）が白隠禅師の『夜船閑話《やせんかんな》』に説かれた呼吸法を元に創始した心身鍛錬・養生法の調和道丹田呼吸法には、フッ、フッ、フーッと三回連続して吐いていき息を吐き切り、自然に吸う三呼一吸法、みぞおちに手を当て、そのまま息を吐きながら上体をやや前傾していき、自然に吸いながら上体をやや後ろにそらすようにする波浪息《はろうそく》がある。

気功《きこう》

「気」を養い、強化し、体内に巡らせて心身の健康や長寿を得たり、脳力を開発したり、病気の治療や予防に役立てたり、また外敵と戦う瞬間的な破壊力とする（武術気功）、気エネルギーの働き。いずれも呼吸が要となる。

我欲をはなれ、ひたすら自己の本質を追及する坐禅は、仏教気功の典型と言える。

導引吐納《どういんとのう》

導引は病気治療や予防のために行われる気功

で、呼吸や運動（独り按摩《あんま》など）によって気を導き、身体になじませ、経絡《けいらく》の気の流れを調整する養生法。

導引を行うときの呼吸は、故《ふる》い気息を吐き新しい気息を取り入れる「吐故納新《とこのうしん》」で、略して吐納となる。

調身《ちょうしん》

心身を落ち着かせ、赤ん坊のような、本来具《そな》わっている拘《とら》われのない自由・活発な心身に目覚めるための坐禅の三要素「調身・調息《ちょうそく》・調心」のうち姿勢を調《ととの》えること。

結跏趺坐《けっかふざ》、半跏《はんか》趺坐であれ、椅子坐禅の静坐であれ、腰を立てるとか顎を引くとか背筋をまっすぐにするとかいう型にはめ込むのではない。

我慢して姿勢をとり続けるのでもない。身体の中で一番重い頭（成人で約五キロ）を脊柱の上にバランスよくのせて、全身に気血を巡らし顔（咀嚼筋）、肩、手、腰、股関節、膝、足も緊張させず、常に活き活きとさせていく行。

調息《ちょうそく》

呼吸を調えること。鼻から長く吐いていき（出息長）、短く吸う（入息短）リズムの呼吸を自然に行う。

数息観《すそくかん》

例えば一（ひー）と吐いていき短く吸って、

同様に二（ふー）と吐き吸って、三（みー）と吐き吸ってという具合に一から十まで出入の息を数えることを繰り返す。呼吸に意識を向けて精神を安定させる方法。

しかし、数えることが却《かえ》って雑念になる場合は、吐く息、吸う息に意識をおくだけがいい。

阿息観《あそくかん》

真言宗の観法「阿字観」の中の阿字の音声を観じる行法。

正坐し、吐く息・吸う息とともに心の中で「アー」と念唱する。阿字を念じ呼吸することで、天地自然をつらぬく悠久の生命と一体になる心境を体感していく。

調心《ちょうしん》

心を調えること。雑念が浮かんできても、それにとらわれず流してしまう。すべての計らいごとをすてて自然にうち任せて只々坐る。

セロトニン

心身の安らぎや、中庸《ちゅうよう》の精神ともいえる心の安定などに関与する神経伝達物質。俗に「幸せホルモン」とも呼ばれ、不足するとうつ病や不眠症に陥りやすくなるという。

日光を浴びる、歩行、咀嚼《そしゃく》などとともに意識的な呼吸（読経・題目・念仏・真言・陀羅尼《だらに》を唱えるなどを含む）はセロトニンの分泌を増やすという。継続して行うことで安定した分泌が期待できる。

活性酸素《かっせいさんそ》

激しい運動、ストレス、放射線、紫外線、化学物質、電磁波などの影響で発生し、老化やがんなどの病気の原因になる。交感神経の過緊張で白血球中の顆粒球《かりゅうきゅう》が増え活性酸素を発生させる。長く吐く呼吸法で副交感神経優位にすることは、活性酸素の発生を抑えるためにも意義がある。

インド・ヨーガの呼吸法

龍村《たつむら》　修《おさむ》

◆インド・ヨーガの目的

インド・ヨーガ（ヨガ、瑜伽《ゆが》）は、東洋の精神文化の深層に幅広く横たわっている冥想（ヨーガ）の行法哲学で、「行」と言われるものは、ほとんど全てヨーガが源流と言えるだろう。起源は三千年以上前である。約二千五百年前に活躍した釈迦やジナ（ジャイナ教中興の祖）は、ともに文献（のある歴史）に残った最初期のヨーガ行者とされている。

現代は多くの人がヨーガというと八世紀以降に徐々に盛んになったハタ・ヨーガの流れの「体操に見えるヨーガ」を思い浮かべると思う。そのために仏教の冥想に関連する語、止観《しかん》や陀羅尼《だらに》や禅定《ぜんじょう》や三昧《さんまい》は、ヨーガとは別ものと思われているが、禅定（ディアーナ）や三昧（サマーディ）は、ヨーガの語の音写や漢訳語に他ならない。

十三世紀以降にできたとされるハタ・ヨーガ系の現存の経典『ハタ・ヨーガ・プラビィーディカ（灯明）』の冒頭（I—1）に「……高遠なラージャ・ヨーガに登らんとするものにとって、素晴らしい階段に相当する」（平川出版社・佐保田鶴治訳）とあるように、「体操に見えるもの＝アーサナ（坐法・体位法・動禅）」も、本来インド・ヨーガが目的とした梵《ぼん》我《が》一如《いちにょ》の境地、解脱、涅槃へのステップの一つと捉えるべきである。

＊「ヨーガ」の語の元の意味は「結ぶ」であり、古くは馬と馬車を「結ぶ」で使用されていたのが、「馬と馬車を結んでコントロールする」「自然法則・神と結ぶ」「宇宙・真理と結ぶ」「統一」「調和」等の意味に広がって来たとされている。

＊日本には奈良時代に仏教の修行法として「瑜《ゆ》伽《が》」が入ったが、仏教の教えの内容に到達するための修行法と捉えられていたので、一種の科学性をもって様々なことに活用できる心理生理コントロールの技術というふうには受け止められなかった。

＊ラージャ・ヨーガ＝王のヨーガ（心理的コントロールのヨーガ）

＊ハタ・ヨーガの「ハタ」とは力（エネルギー）の意味や「ハ＝太陽（陽の力）、タ＝月（陰の力）」の意味なので、私達を活かしている力＝生命の力＝エネルギーをコントロールするためのヨーガ、心身をより良く活用するための行法と哲学と理解される。

◆「ヨーガ行法の目的」

インド・ヨーガの古典、パタンジャリ編纂とされる『ヨーガ・スートラ（瑜伽経）』（AD二〜四）の冒頭にヨーガの目的が説かれている。（『ヨーガとサーンキヤの思想』春秋社、中村元選集24巻）

「ヨーガとは心の働きの止滅である」（中村元訳）

やさしく言えば「ヨーガ」の目的は「心の動揺」の「止滅」の意味で、「意馬心猿《いばしんえん》」の心の状態をコントロールすること、と言える。そしてそのステップに体操に見える「アーサナ（坐法、動禅）」の段階、呼吸法に見える「プラーナ・ヤーマ（調気法）」の段階がある。

姿勢が悪かったり肩・首・胸・腹の筋肉が凝《こ》っていたりすると、呼吸が深くできないし、神経の働きも偏《かたよ》る。それで、アーサナの段階で体を整え、呼吸関連筋肉群の伸縮力を高めてから、プラーナ・ヤーマ（調気法・呼吸法）を実践することになっている。

◆「ヨーガの呼吸法（プラーナ・ヤーマ）」

呼吸法の面で注意すべきは、現代の私達が知っている「呼吸」という概念と、ヨーガの呼吸法（プラーナ・ヤーマ〈プラーナ＝気、ヤーマ＝コントロール〉）とは、違いがかなりあるということだ。プラーナ・ヤーマは即「呼吸法」ではないのである。

腹式呼吸法、健康のための空気の出し入れの技術としての呼吸法、生理学で言う「外呼吸」や「内呼吸」という理解では、プラーナ・ヤーマの意味はわからないだろう。「プラーナ」や「気」は、「酸素」や「炭酸ガス」などのように物質的に説明できない概念で、あえて言葉で説明するなら、生命を活かしているエネルギーの総称である。

ヨーガ・スートラ（Ⅱ・49）（中村元訳）では、次のように書かれている。

「その坐法（アーサナ）が具現されたところで、吸気と呼気（の流れ）を、（意識的に）断ち切ってしまう。これが呼吸の調整（プラーナ・ヤーマ：調息）である」。

これでは内容が不明なので、古代から様々な人々が注釈している。日本のヨーガの草分け沖正弘師は、「天・人・地の気の活用法」として、幅広くプラーナ・ヤーマを解説している。

ここでご紹介する呼吸法も、同じ空気を呼吸しても、どのような心と姿勢と息使い（長短・遅速）の仕方で呼吸すれば、自己を活かしているエネルギーを、最高に活かせるか、という点が重要である。

◆ヨーガ古典にみられるプラーナ・ヤーマ（呼吸法、調気法）の実際

私達はよく「腹式呼吸」「胸式呼吸」という分け方をするが、それは、呼吸時に使っている体の部位で分けているのだが、これは近代的な人体観（解剖学的人体観）をもっている人の分け方で、違った人体観（エネルギー的人体観）をもっている古人、インド伝統の中ではそういう分類はできないのである。ここで紹介するプラーナ・ヤーマ、呼吸の方法も、そういった分

け方はせず、呼吸の仕方の目的や、もたらす効果で名前が付けられている。

【ウッジャーイー（勝利の調気法）】

同名称でも別の方法があるが、ここでは初心者向きの仰臥姿勢で行う方法を紹介する。この調気法は、肺の内空間を広げて、取り入れたプラーナを、全身により満ち満ちるようにする。また集中力を高め、身体内部への感知力を高める。またより微細な心のエネルギーを感知できる土台をつくる。

ウッジャーイーとは、「ウッド」＝上昇、広がりの意味、「ジャヤ」は征服、勝利の意味やコントロールの意味。勝利者・征服者の胸のように大きく、広がった胸になる調気法ということになる。プラーナが満ち活力ある心身にする。

①準備、毛布一枚を折りたたみ四～五センチ位の高さで、肩幅より少し狭い位に折りたたむ。少しそれより高くなる枕を用意。（写真1）

②その上に上向きに寝る。毛布は両肩の端が毛布の外に出ることで、自然に胸が広がる程度に折りたたむ。以下は眼を閉じ胸腹部に注意を

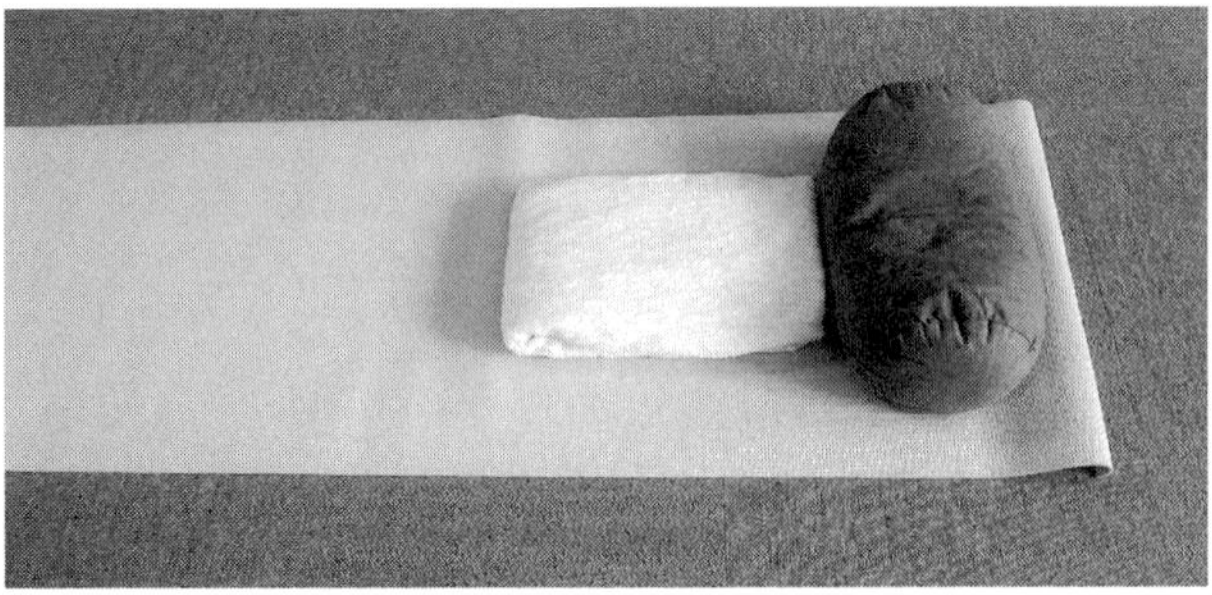

写真１　プラーナ・ヤーマの準備

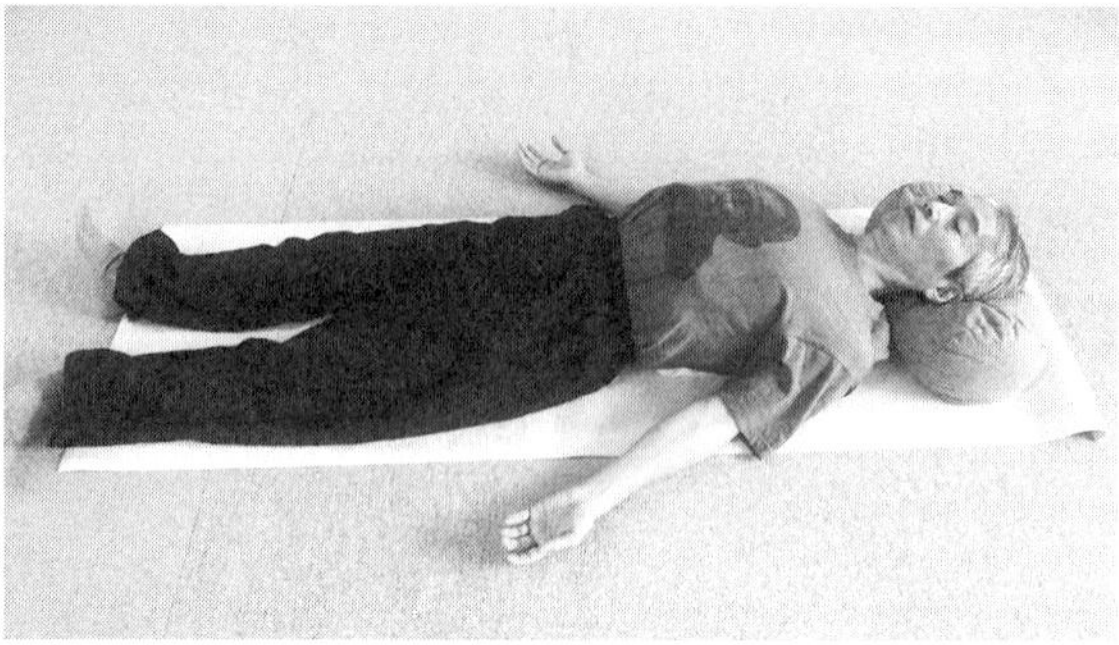

写真２　目を閉じ胸腹部に注意を集中する（筆者実演）

集中して行う。（写真2）

以下の過程の全てで、吸息・吐息の時は寝息のような「スー」という音、または「ス（フ）ー」という音を聞きながら行う。この音は喉を絞ることで起きる音で、音に注意することで、呼吸の長短・量の出入り等のコントロール力を高める。

③胸を開いた状態からまず息を吐いて行く。吐ききる前ぐらいに、下腹と骨盤底筋を締める。胸は自然に閉じて行くが、胸部の開閉を目的としない。

④締めた力をゆっくりと緩めつつ、丁寧に息を吸っていく。無理のない程度、胸の筋肉群が前後・左右・上下に広がり張りきる手前まで吸う。同じ速さで、同じ量の空気が肺全体に腹部側から順次流れ込んで行くように吸う。

⑤少し（二〜三秒）の時間、息を保留し、左右の胸の拡がりを内観する。もし左右差を感じたら、もう少し、狭く感じる方を開いて満たす気持ちで吸う。

⑥次に広げた胸を緩めながら、同じ速さ、同じ量で息を吐いていく。

⑦吐く息が終わりそうになったら、数秒間、下腹と骨盤底筋を締めるようにして、吸息の始

まりがその反動で、拡がろうとする力で始まるようにする。

⑧締めていた下腹と骨盤底筋をゆっくり緩めて、入ってくる空気が、ゆっくり同じ速さで、同じ量が入って行くように吸って行く。

以上を吸息1：吐息1の割合で初めて、吸息1：吐息2の割合が楽にできるように練習する。吸息の時間は六秒くらいから始める。一回に十分程度は行う。

終えたら自然な呼吸を三分程度以上続け、呼吸法の影響を観察する。

【ナディーショーダナ（気道浄化）＝片鼻交互調気法】

中国の伝統人体観でいう経絡《けいらく》と同じように、インド伝統人体観の一つには、身体には七万二千のナディー（流れ＝気道）があり、その内、身体の中央を流れる「スシュムナ管」とイダ（左鼻腔・月）、ピンガラ（右鼻腔・太陽）という左右の鼻腔から始まる三つの気道があり、その正しい働きなしに解脱や悟りはないので、重要とされている。血管が汚れで狭くなったり詰まると様々な異常を生じるように、この三つの気道が汚れて詰まると、生命エネルギー（プラーナ）の流れは阻害され、本来の生命力が発揮できない、また左右鼻腔のどちらかの流れに偏ると、独善的になり、真理を把握できないと考えられている。この調気法は、気道浄化、神経のバランスを取るのに役立つ方法である。

①背筋を伸ばして座り、右手の親指を右小鼻にあて、人差し指と中指を眉間にあて、薬指と小指を左小鼻にあてておく。鼻腔から息を出し

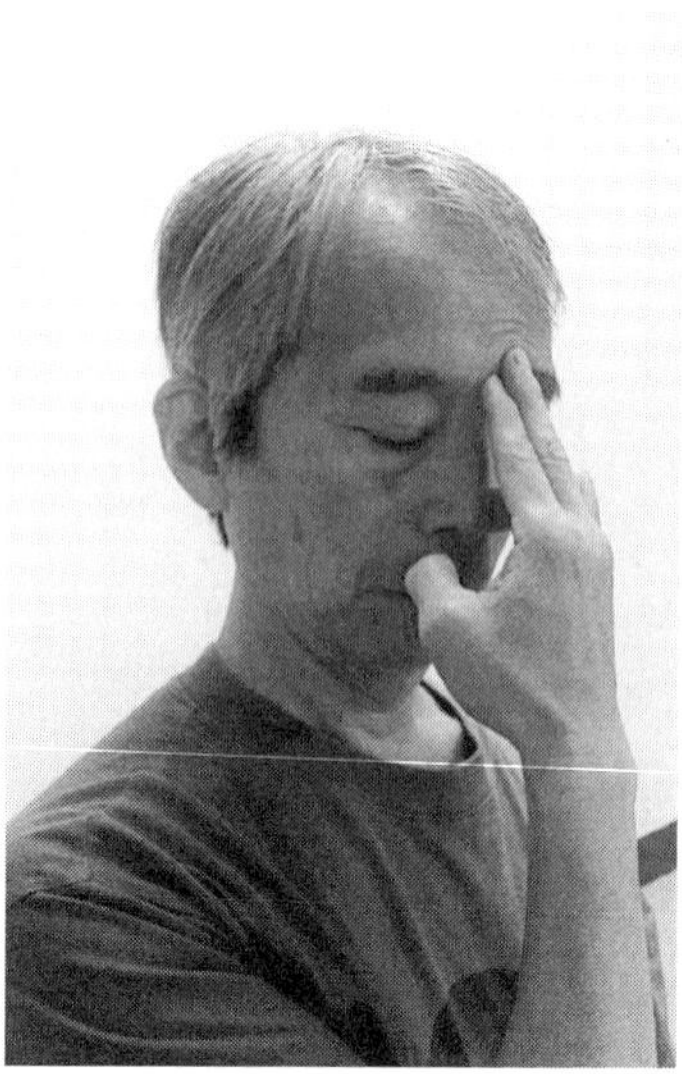

写真３　ナディーショーダナ

ておく。（写真３）

②左鼻腔を閉じて、右鼻腔を開けてゆっくり丁寧に吸息する。この時右半身全体で光りを吸収している気持ちで、右鼻腔から入る空気の量と速度を一定に保ちながら、肺が一杯になるまで吸う。

③右鼻腔を閉じて、一～二秒息を留める。

④左鼻腔を開けて、ゆっくり丁寧に吐息する。この時左半身全体を浄化する気持ちで、左鼻腔からでる空気の量と速度を一定に保ちながら、肺を空にするまで吐く。一～二秒息を止める。

⑤左鼻腔からゆっくり丁寧に吸息する。この時左半身全体で光を吸収している気持ちで、左鼻腔から入る空気の量と速度を一定に保ちながら、肺が一杯になるまで吸う。

⑥左鼻腔を閉じて、一～二秒息を留める。

⑦②にもどり、②～⑥を繰り返す。十サイクル程度、行ってから自然な呼吸を三分程度行う。

※「龍村ヨガ研究所」
〒２５７－００１４　神奈川県秦野市今泉６４６－１３／☎＆ＦＡＸ０４６３・８５・３０３３／公式サイト http://www.tatsumura-yoga.com/

太極拳《たいきょくけん》の呼吸法

山口《やまぐち》 博永《はくえい》

◆太極拳とは

私たちが日常に見る太極拳は、中国のある地方において心身の鍛錬《たんれん》法として修練を重ねてきた〝気功法〟である。

そして時代が戦乱の世になると、一族を守る必要性から、気功の持つ身体力学《しんたいりきがく》（ねじりの力、纏糸勁《てんしけい》）を攻防《こうぼう》技術に用いるようになった。

しかし気功が武術性を持ったとしても、その力学と修練の目標に変わりはない。

拳理《けんり》（太極拳の理論）には、

「太極拳とは、陰陽合徳《いんようごうとく》、天地自然の理法にのっとった練気《れんき》の術である」

とある。

それゆえに、現代においても太極拳は健康法として人気が高く、芸術性にも優れ、その独特な風格は広く世に知られて、今では世界中にその広がりをみせている。

◆太極拳の目的

太極拳は心身の健康法と護身術と、さらに芸術性をも含みながら、その力学的道理は深遠で、太極拳の鍛錬の本命は真理を体得する道であることがわかる。

拳理には、次のようにある。

「太極とは、先人が陰陽の理に基づき無名をもって名とした故に太極という。始祖・卜耕《ぼっこう》は読書の余暇《よか》に〝陰陽開合運転周身《いんようかいごううんてんしゅうしん》の術〟を子孫に教え、以《も》って消化飲食《しょうかおんじき》の理法となし、これは太極に基づく学問で、故に太極拳と呼ぶ」

◆太極とは

身体は物質であり、物質はエネルギーであり、エネルギーは陰陽二力の作用である。

陰陽は万物《ばんぶつ》を生み出す力で、冷たいと熱い等々の正反対の性質を表し、私たちの五官《ごかん》（眼《げん》・耳《に》・鼻《び》・舌《ぜつ》・身《しん》）で捉《とら》えることができる。

私たちの体も陰陽であるから——頭寒《ずかん》（陰）足熱《そくねつ》（陽）——の二気のバランスで健康が維持されるわけである。

また、私たちの日常の心である分別心《ふんべつしん》（損得《そんとく》良し悪しの心）は、ロボットと同じで情報操作をする物質的な心であって、やはりその都度調える必要がある。

しかし、それに反して陰陽（波）の背後には、私たちの知らない統一された世界（大海）が展開しています。

その統一世界は、他に比べる対象がないので、五官で測ることができない。そのため物質の背後にある形がわからず、形が無ければ名前も付けようがない。

しかし、それでもそれは〝有る！〟ので、拳理は〝無名をもって名とした〟とするのである。そして、特別に〝太極〟の名称を付与《ふよ》するのだ。

この難解な拳理も、陰陽を波、背後の太極を大海に譬《たと》えてみると、分かりやすい。

ところで、かの有名な科学者であるアインシュタインも、

「物の背後には深く隠された秘密がある。真実は単純にして美しい」

と、見えない、物の背後を説きました。

また、東洋哲理でも、真理を探求する問いかけに、

「万有の展開は陰陽二力の作用に帰《き》す。誰か展開の、いずこより来たりしかを知るものぞ」

として、やはり物の背後に何か〝有る〟ことを示唆《しさ》する。

そうなのだ！　太極拳はこの二つの問いかけに回答を与えるものなのです。

もう少し理屈を述べると、この陰陽と太極の関係を数式に表せば、

−《マイナス》＋《プラス》＝《イコール》０《ゼロ》

となり、これを見ても、陰陽の波〝−＋〟と太極の大海〝０〟の素材は同じ海水であり、大事なことは、陰と陽のバランス関係にあることが

理解できる。

そこで物質である心身のバランスを調えるために、私たちは一度〝0〟の意味を知る必要がある（大死一番《だいしいちばん》）。

「波は大海である……」と。

もしその統一0を知ったならば、私の身体と心は消えて、背後にある〝何か〟を知ることができるという道理である（無心《むしん》、無我《むが》）。相対的矛盾《そうたいてきむじゅん》な波は消えるが、しかし絶対的な統一0、大海が残る。

それは〝有る〟のだ！　そして、それが実感できると、迷いのない〝自由〟を知ることができるのである。

そこから、もう一度考えてみていただきたい。その太極0は陰陽－＋と別々に有るのではなくて、太極とは陰と陽の〝和合《わごう》〟であることを、再認識せねばならない（大活現成《だいかつげんじょう》）。

拳理には、

「拳は心の中にあり――心の中に天機《てんき》が躍動し、活溌溌地《かっぱっぱっち》として行くのが太極拳で、世の他の拳類とは全く異なるものである」

とある。

ともあれ、合一、和合！　アインシュタインの言う「単純にして美しい」、この姿が、〝本来の自己〟なのだ！

◆陰陽と太極――その実践（小周天《しょうしゅうてん》、大周天《だいしゅうてん》）

太極拳の愛好家であって、科学者（量子力学《りょうしりきがく》）であるF・カプラ氏は、著書『タオ自然学』において、太極拳を〝量子運動〟と表現した。

太極拳のさまざまな「型」（筆者実演）

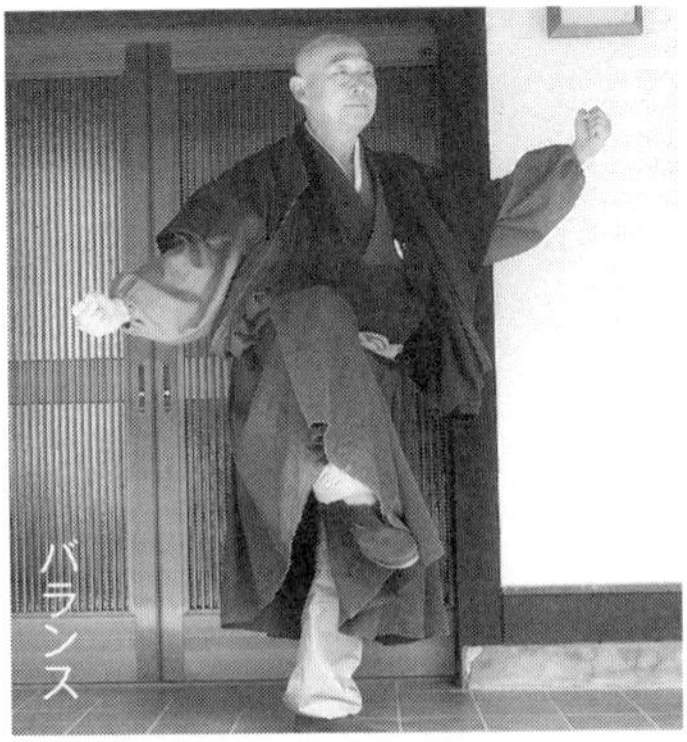

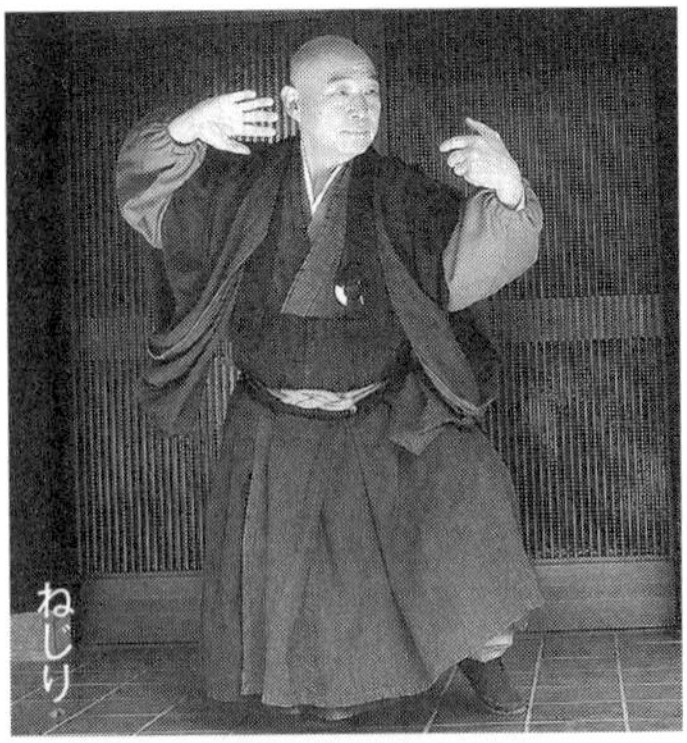

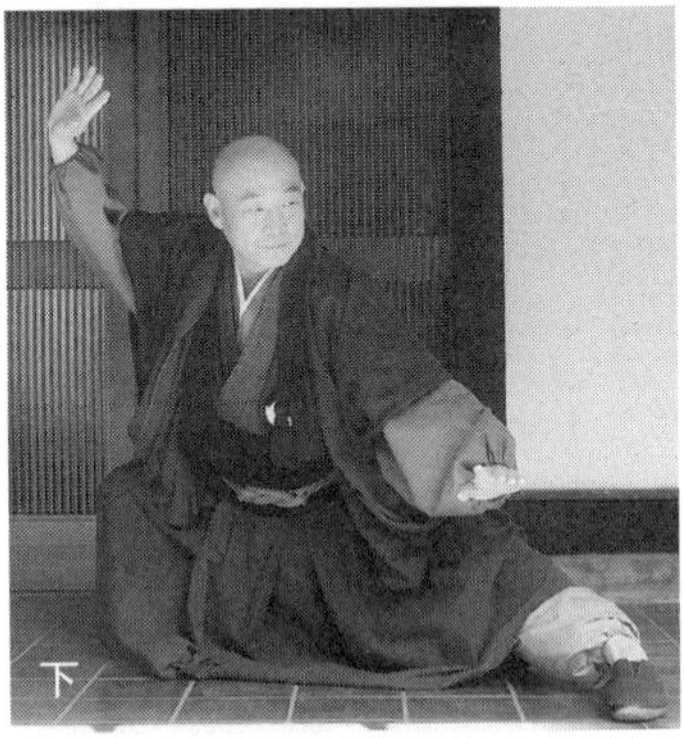

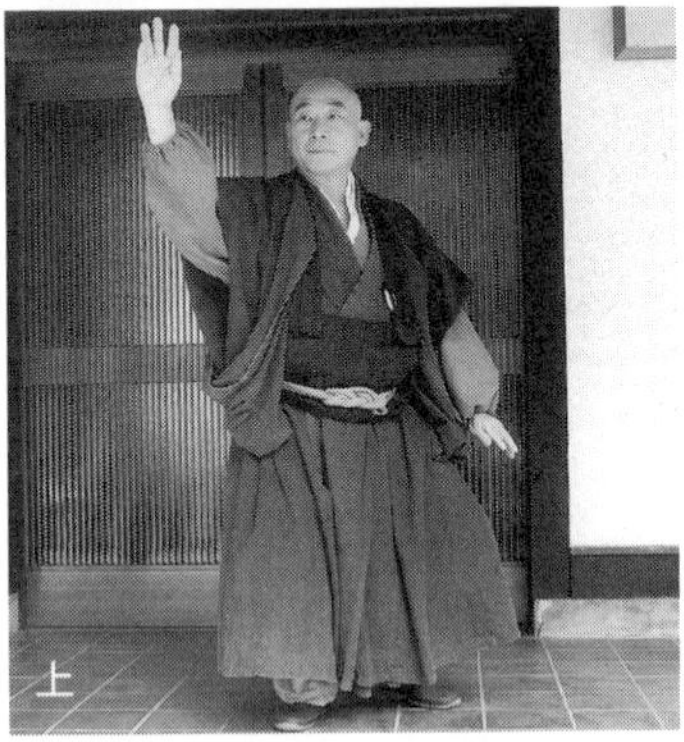

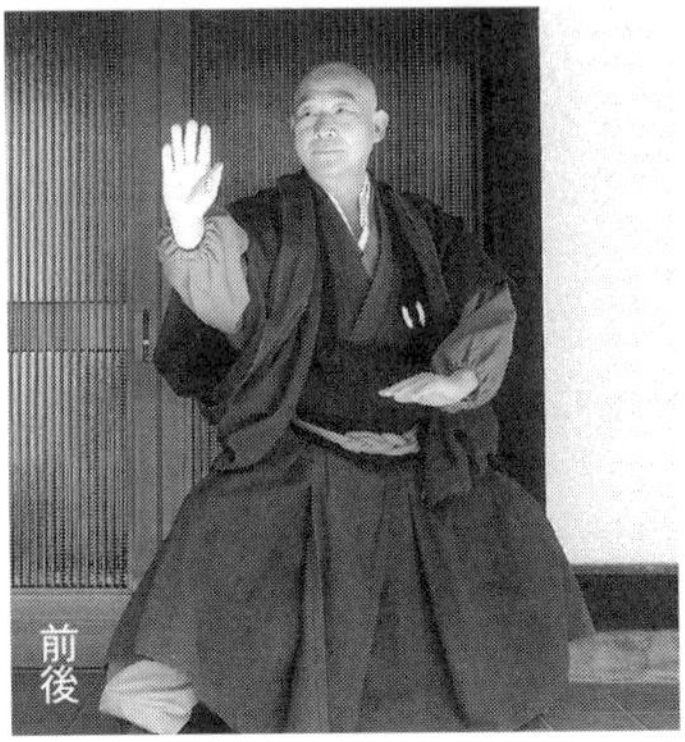

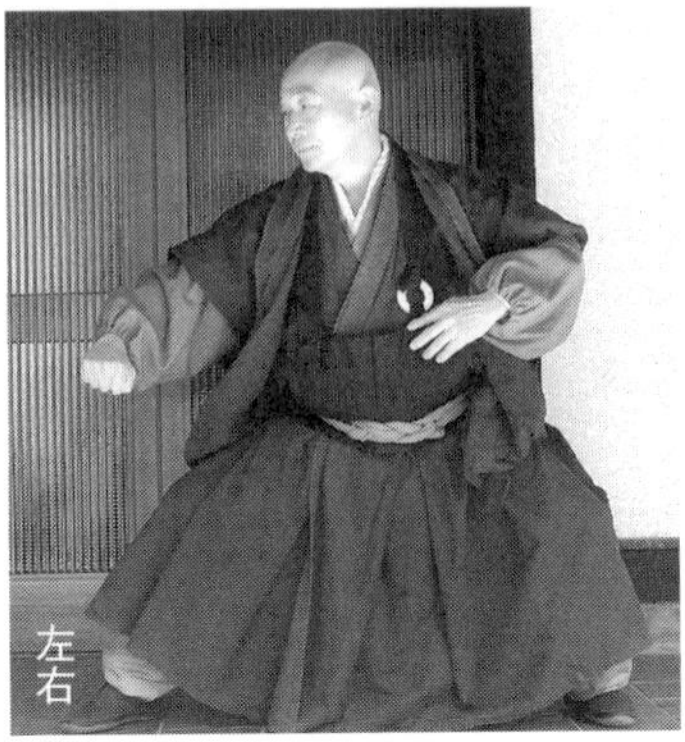

確かに太極拳の動力源は重力にある。自然界にある重力を体内に用いるための重要な身体の部位は、股関節《こかんせつ》にある。

両股関節の弛緩《しかん》と緊張（足踏《あしぶ》みと同じ）を交互に繰り返しながら、重力から生じる反発力（跳躍力に同じ）を腰でねじりの運動（無限大、∞）に変えると、体の左右に、螺旋《らせん》の流れが生まれる。

この左右の螺旋は体の隅々《すみずみ》に展開していくが、それに順応して、両股関節は順次虚実《きょじつ》に転じて、流れは円滑《えんかつ》に上下開合《かいごう》する。これを《小周天》と呼んでいる。

さて問題は、一循環後の〝合〟から、さらに放松《ほうしょう》（ゆるめる）することで、その陰陽の二力は身体の中心に帰り、天地を貫《つらぬ》く。

ここのところを拳理では、

「各動作の後は渾然《こんぜん》と、〝太極の気象《きしょう》〟に帰り、いささかの痕跡《こんせき》をも残さず、外観さながらに停止しているかの如くであるが、内面は絶《た》えず太極が運行している――これが太極の奥義であり、太極拳を学ぶとはこの精義《せいぎ》を学ぶことにある」

と説き、太極拳の修練の目的をはっきりと示す。

実際に、太極拳の動作に合わせた〝逆腹式呼吸〟を体得すれば、天地陰陽を実感することができる。

それは、沈む気（気沈丹田《きちんたんでん》）が上昇の気（虚領《きょれい》頂勁《ちょうけい》）と連動して天地を貫きます。

その終わりの無い循環の運気――《大周天》と呼ばれる――は天地自然《じねん》に和して、無窮《むきゅう》（時空無限）の趣《おもむき》がある。

これを〝太極の気象《きしょう》〟という。

私が師事した老師も、

「私は太極拳は理解したが、太極については未だその入り口である。私はこれから太極を知るために千年をかけて修練をする」

と、私に言われた。

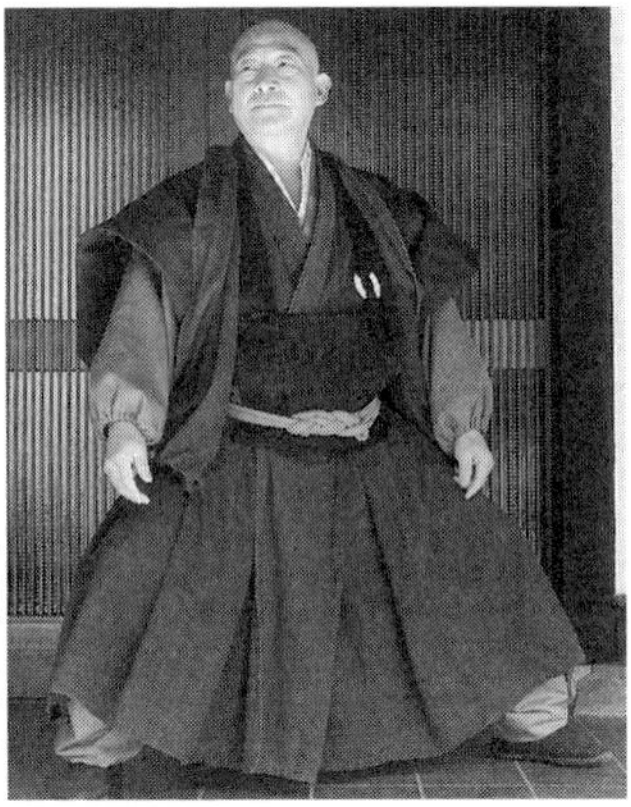

太極の気象

ここでいう千年の修練とは、一般的には大袈裟に聞こえるかも知れないが、太極の気象に入った者の実感としては当たり前なのだ。

無窮を知る人は世間的なはからい事から解放され、富や権力をも必要とせず、しかも自在を得る。

（余談だが、時空を超えた人生観と言えば、私たち仏道を学ぶ者は〝永劫《えいごう》〟をその単位とし、〝今、ここ〟に不生不滅《ふしょうふめつ》の境涯《きょうがい》を得て〝菩薩〟になることを目指している。）

◆太極の気象と無分別智《むふんべっち》

私は、完全なる自由を獲得するために、禅門にて出家した。

そして、太極拳もそれを実現する道であると信じて入門した。

学びの初めには、太極拳も禅も私の理想実現の対象として、それは対峙《たいじ》しているものであったが、私の実践の中にそれが実現することを知って、禅と太極拳は所詮《しょせん》名称であって、修練の結果は、禅や太極拳は私そのものであって、日常の〝一挙手一投足《いっきょしゅいっとうそく》、行住坐臥《ぎょうじゅうざが》〟全てが太極拳であり禅なのである。

その心境を言葉で示すならば、

・禅では「一指頭《いっしとう》の消息《しょうそく》」

・太極拳では「太極の気象」

名称は異なっても、意味は同じなのである。

ここのところを太極拳の修練の過程を通して、今一度、説明しよう。

太極拳の練習は、調身《ちょうしん》から始める。これは有形の段階で、一つ一つの形に名前がついていて、その形を反復練習していく。そうするとあの太極拳の、独特な流れの風格が生まれるのである。

これは入り口に過ぎない。

次に流れの段階を熟練すると、形と名のこだわりが取れて川の水の流れのように全身が気の体となって、無形の段階に入る。

その次の段階で、股関節の虚実（蓄発《ちくはつ》）が理解できて、全身が波のようにうねり始める。ここで〝逆腹式呼吸〟が身につくと、いよいよ太極の気象に入ることができるのである。

逆腹式呼吸のやり方については、本来は師から弟子への〝口伝《くでん》〟とされているのだが、あえてここで述べてみたいと思う。

逆腹式呼吸とは、要するに腕の開合に従って横隔膜《おうかくまく》が上下する、開合自然呼吸である。始めに息を吐いて、次に息を吸う時に上げる腕の重みで脊《せぼね》が落ちると同時に首筋が立ち、丹田《たんでん》に気が入る。

それから徐々に息を吸い込みながら腕を上げていくと、下腹部が真空《しんくう》に似た状態になって凹《へこ》み、それに順応して上腹部が徐々に吸い上げられて膨《ふく》らんでいく。次に吐く息にしたがってゆっくりと上腹部がうねり、徐々に気が降りていく。

　気が降り始める時には胸元が内側に虚《きょ》となって肩、肘《ひじ》、両脇が沈み、同時に後方より上昇の気が立ち現れる。

　胸元が開き、上に立ちのぼる気は充実した丹田と引き合い、人知を超えて（無分別智）天地合一の〝中気《ちゅうき》〟に入る。

　天地が合一すると、息は止《や》む（中間《ちゅうげん》出息）。止むとは、天地人《てんちじん》が合一して、息はその中に吸収されてしまうということだ。

　その単一の勢いは分別心の灯火《ともしび》も太陽の光に吸収されるに似て、自他《じた》の存在もかき消される。これを〝物我両忘《ぶつがりょうぼう》〟の境《きょう》という。

　この時節、三性《さんしょう》（天地人）が合一し、太極の気象が現成《げんじょう》するのである。

　有《う》も無《む》も無い時が〝有る〟のである。それは〝無分別智〟であり、言葉では表現できない。

　−《マイナス》＋《プラス》＝《イコール》0《ゼロ》

　これが万象《ばんしょう》の実体であり、私たちも自然界からの生みものとして、本来この法則に則《そ》って存在しているのだ。

　天地同根《どうこん》、万物一体。偉大なるかな、《太極の気象、無分別智》。

　この言教《ごんきょう》を指月《しげつ》の指として、指の先の月を見ようではないか。

※筆者が主宰する「太極道交会」の公式サイト（http://taikyokudoukoukai.org/）もご覧ください。

中村《なか》村《むら》天《てん》風《ぷう》のクンバハカと呼吸法

南方《みなかた》哲也《てつや》

◆中村天風のヨガ修行

中村天風（本名・三郎　一八七六〜一九六八）は日露戦争の軍事探偵として満蒙《まんもう》で活動した。しかし、帰国後、当時不治の病であった肺結核を発病し、心身ともに弱くなる。

何とか昔のような強い心を取り戻すことはできないものかと、一流の哲学者や宗教家を訪ねたが答えは得られない。そこで答えを求めて欧米を遍歴《へんれき》する。最後に、ドイツの著名な哲学者ドリーシュを訪ね、三郎は質問した。

「私は軍事探偵をしていた時は、活発な快男児でした。ところが、結核菌に冒《おか》されると、体のみならず心まで弱くなりました。この弱くなった心を、もう一度強くするには、どうすればよいのでしょうか？」

と。

ドリーシュ博士の回答は次の通りであった。

「それは人類始まって以来の謎です。西洋では私がこの問題に気づいて研究していいます。東洋では、あなたが探求していますが、どちらが先に解決法を発見しても、

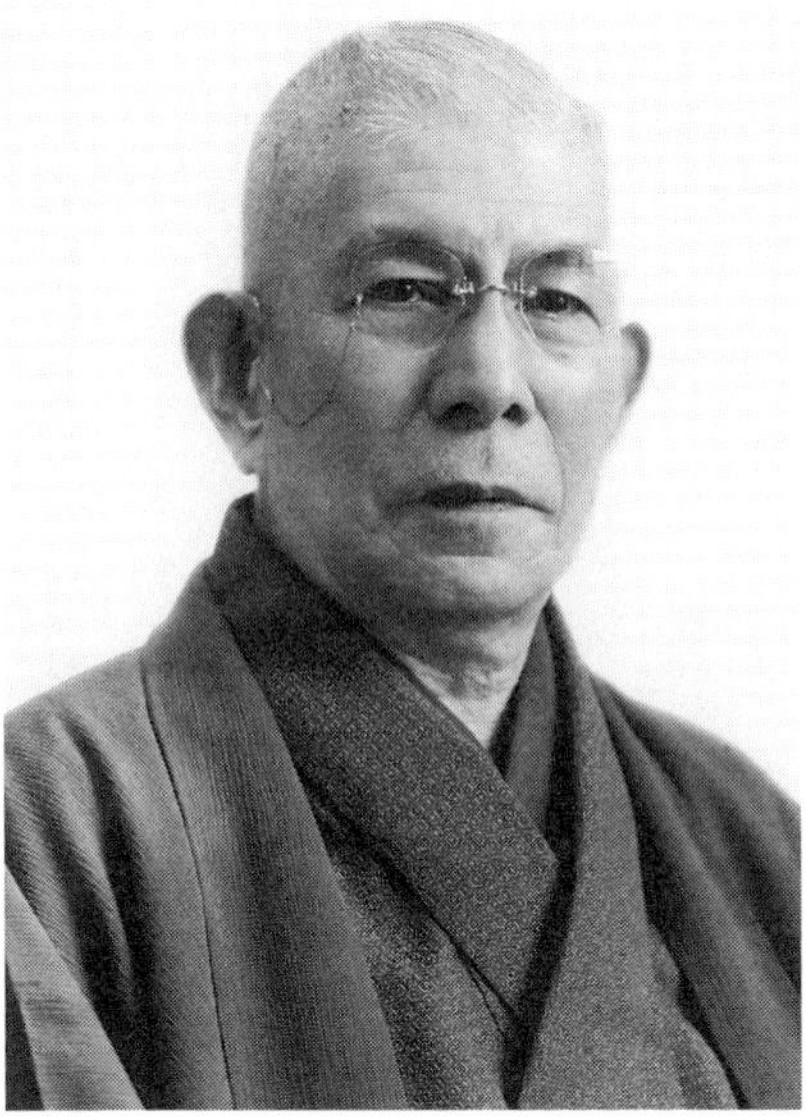
中村天風

世界人類の幸福になります。お互いに頑張りましょう」

中村天風の望みは絶たれた。失意の中、日本へ帰る途中、偶々《たまたま》、エジプトのカイロでヨガの聖者とめぐりあい、ヒマラヤの山中でヨガ修行をすることになった。まさか、そこに「クンバハカ」のような神秘な秘法があろうとは思っていなかった。

◆ハンス・セリエのストレス学説

多くの人々は自分の現在の生き方に誤りがあることに気づいていない。感情や感覚の刺激やショックを正当に受け止めていないのである。驚かなくてもよいことに驚き、悲観しなくてもよいことを悲観し、恐れなくてもよいことを恐れている。だから、人生の刹那々々《せつなせつな》に衝動や

ショックを正しく心に受け取る方法を知っておくことが必要である。感情の不安は自律神経系《じりつしんけい》にも大きな影響を与える。興奮すると心臓はドキドキし、口は渇き、血圧は上昇する。動脈硬化の進んでいる人は、脳出血や心筋梗塞《しんきんこうそく》を起こす原因になる。

カナダのハンス・セリエ博士は動物実験により、ストレスを発見した。ネズミを傷つけたり、寒さにさらしたり、縛りつけたり、猫をしかけて恐怖させたりと各種のストレッサーをあたえてみた。すると、どの作因《さいん》にも、副腎《ふくじん》の腫《しゅ》張《ちょう》、リンパの萎縮《いしゅく》、消化系の出血という共通した反応（非特異反応）が見られた。セリエはこの現象から刺激が影響して、胃潰瘍《かいよう》、高血圧、糖尿病などのストレス病を引き起こすことをつきとめたのである。

セリエの説明によると、ストレッサーに対する反応は、病的状態を正常な状態に戻すためには有益で、しかも、生命の維持のためには必要止むを得ないものだが、これが過度になったり、回数が多くなったりすると、生命に対して悪い影響を与える。

これがいわゆるストレス病である。たとえば、驚いたり、怖れたり、怒ったりした瞬間に、血管は収縮し、血圧は上昇する。同時に、内分泌系《ないぶんぴつ》では防衛のために糖源《とうげん》の分解を行ない、血糖の上昇を招く。だから、日頃から臆《おく》病《びょう》な人や怒りっぽい人は、高血圧、動脈硬化、糖尿病などにかかりやすいのである。また、絶えず精神的な不安や、緊張状態にある人は、胃の粘膜《ねんまく》が充血する傾向が著《いちじる》しいために、胃潰瘍になりやすい。

外界からの刺激を受ける感覚器官として、主な役目をするものは、目と耳である。日常生活において、目で見たり、耳で聴いたりすることが、他の感覚器官と比べると圧倒的に多いのである。そこで、セリエはストレスから蒙《こうむ》る障害を、できるだけ少なくする方法として、次の二つのことをすすめた。目に入る強い刺激を緩和《かんわ》する方法として、黒眼鏡をかけ、また、耳に栓《せん》を詰めて、騒音からくる刺激を軽減するようすすめたのである。

これらの方法は、外界からの刺激を弱める上には、ある程度の効果があるかもしれないが、いかにも消極的で、複雑でスピーディな今の社会生活にはなじまない。車や人で混雑する繁華街を黒眼鏡で、耳栓をして歩いた場合の危険を考えただけでも、この方法が現代社会生活に適していないことは明らかである。

中村天風は、このストレスというものを、自己の体勢を整《ととの》えることによって、見事に解消する方法を組み立てた。

次にその解消法について説明することにしよう。

◆ストレス解消法としてのクンバハカ

ヨガという言葉は「結びつける」ことを意味する。何と何を結びつけるかというと、「神と人」あるいは「心と体」を結びつけるという二通りの解釈がある。

前者の「神と人」を結びつけるということについては、後に中村天風が創案した【安定打坐法《あんじょうだざほう》】という瞑想法があり、後者は人間の心身を一体化し、その能力を全智全能《ぜんちぜんのう》の神の力にまで引き上げようとするものだ。

後者の心と体を結びつける秘法が「クンバハカ」である。ヨガでは難行苦行《なんぎょうくぎょう》をさせて人間の生きる力を向上させる。普通の体では難行苦行には耐えられない。この難行苦行のできる体を作る秘法がクンバハカである。クンバハカを行なうと、神経反射を刹那《せつな》に調節してくれる。これを行なっていると、宇宙の根本主体のもつエネルギーの収受量《しゅうじゅりょう》が増え、それに伴い、人間の肉体生命も精神生命も驚くべき強さを増す。そして、肉体それ自身の持つ本来の力が如何《いかん》なく発揮される。

中村天風がこの秘法を悟ったのは、ヒマラヤの山から流れ下りてくる、雪解けの冷たい川の流れの中で行なわれる瞑想行《めいそうぎょう》の時であった。これを悟るまでに一年七ヶ月を要した。それでも、後に、師である聖者から「何千人という弟子の中でお前が一番早く悟った」といわれ、褒《ほ》められた。

クンバハカを悟るための第一ヒントは、「息の合い間、合い間に、体を、水を入れたトックリのようにして、瞬間息を止めろ」

ということであった。水を入れたトックリは、どちらから圧力を加えても、力が均衡《きんこう》しているので、壊れることはない。

アメリカにも多くのヨガの学校があり、そこではインドから来たヨギ（ヨガを修行する者）が教えているが、やはり同様なヒントを与えて、自分自身で悟るように指導している。クンバハカは、師から弟子にも教えられることはない。親から子に語られることもなく、文書にも記されることはない。自らの修行を通して体得しなければならない秘法なのである。

——さて、中村天風は後に日本へ帰ってから、このクンバハカを神経学的に理論づけ、人々が実践しやすい方法として体系化した。その体系を中村天風は「神経反射の調節法」とよび、人々に教えた。

「神経反射の調節法」の実際のやり方は、次の通りである。

私たちが、外界から強い刺激やショックを受けたり、心に怒り、悲しみ、怖れといったような激しい消極的感情が起こったりしたら、その刹那に次のような体勢をとる。

①肛門を締《し》める。

②肩の力を抜く。

③下腹に力を入れる。

④刺激の強烈な時には、瞬間呼吸を止める。

刺激がそれほど強烈でない時には、①から③までを同時に行ない、刺激が強烈な時には、①から④までを一挙に行なう。尻、肩、腹を三位《さんみ》一体《いったい》として同時に行なうのである。この方法によって、神経系統の動揺を即時《そくじ》に平常の状態に回復できる。

したがって、精神の安定をとりもどし、同時に肉体が蒙る悪影響を最小限にくい止め、併《あわ》せて生命力の損失を少なくするという素晴らしい効果があるのである。

「神経反射の調節法」すなわちクンバハカに

は、次のようにいろいろな効果がある。
一、血液循環《じゅんかん》がよくなり、血色が目立ってよくなる。
二、筋肉が調整され、やせている人は肉付きがよくなり、肥満体の人は程よく中和《ちゅうわ》体《たい》となる。血圧も正常になる。
三、消化機能が促進《そくしん》され、胃腸の具合がよくなり、便通も順調になる。
四、頭脳が常に明快で、憂鬱《ゆううつ》気分に襲われることがなくなる。
五、クンバハカをいつも実行していると、外部から細菌に冒《おか》されたり、風邪をひくようなことがなくなる。

◆クンバハカの応用法としてのプラナヤマ呼吸法

「神経反射の調節法（クンバハカ）」は応用範囲がすこぶる広いが、その中で代表的な応用法として、「活力吸収法＝プラナヤマ」がある。

中村天風は、次のように述べている。

「息を少し長く深く、おだやかにすることによって、クンバハカを応用してプラナヤマという尊《とうと》い方法を行なうことができる。クンバハカしながら、折あるごとに時あるごとに、日に何千回でもいいから深呼吸をする。これがプラナヤマである。

私の呼吸はいつもプラナヤマである。私はいつも肛門が締まっている。肩の力は落としている。瞬間、腹に力が入っている。そして、息はいつも長く深くする。すると、呼吸はプラナヤマになっている。この習慣が五十年間続いている。私は講演の最中もプラナヤマをやっている……」

と。

◆プラナヤマの応用法——呼吸操練《そうれん》

ヨガには幾多《いくた》の呼吸法がある。中村天風は、それらの中から特に肺の機能を強化する八つの呼吸法を選び、「呼吸操練」として組み立てた。これらは各呼吸器官を訓練して、呼吸機能を旺盛にする方法である。

筆者が所属する「公益財団法人　天風会《てんぷうかい》」の会員は、毎朝、呼吸操練を実施し、肺機能を鍛え、健康な身体を維持している。

ここでは詳細の説明は省略するが、天風会が主催する修練会《しゅうれんかい》などに参加されると、これらの秘法を修得することができる。

※「公益財団法人　天風会」
〒112―0012　東京都文京区大塚5―40―8／☎03・3943・1601／FAX03・3943・1604／公式サイト https://www.tempukai.or.jp/

岡《おか》田《だ》式《しき》静《せい》坐《ざ》法《ほう》の呼吸法

折井《おりい》 勉《つとむ》

◆岡田虎二郎と静坐会

静坐法の創始者岡田虎二郎《おかだとらじろう》（一八七二～一九二〇）は、一八七二年（明治五）、現在の愛知県田原市に田原藩士岡田宣方《のぶかた》の次男として生れた。兄弟には二歳年上の藤十郎、八歳年下の嘉三郎がいて、二人とも公費で就学できる師範学校を経て、東京高等師範学校を卒業し、後には中等学校長・高等女学校長になっている。

虎二郎は生来あまり丈夫でなく、家庭の財力にも恵まれなかったので、生家にあって農業の手伝いをしていた。「十四歳の時、夕方、田の畔《あぜ》に足を投げ出して夕日を見ておったが、それから変った」と述べている。その体験は「自然との一体感」、後年の「ゼロの境地」の芽生えが、この時に生れたと考えられる。

高等小学校卒業後は渥美郡の農業主事として、害虫駆除法等でも活躍し、身心の鍛錬に乾布摩擦と冷水浴を推奨した。

三十歳の時（一九〇一）、心身の新たな境地を求めて渡米した。語学（英仏独）の勉強も不眠不休で行ない、キリスト、プラトン、ゲーテ、ルーテル、シェイクスピア、ベートーベン、エマーソン、ペスタロッチ、ルソー等、多方面の読書、研究を行なったことが蔵書や談話から知られる。

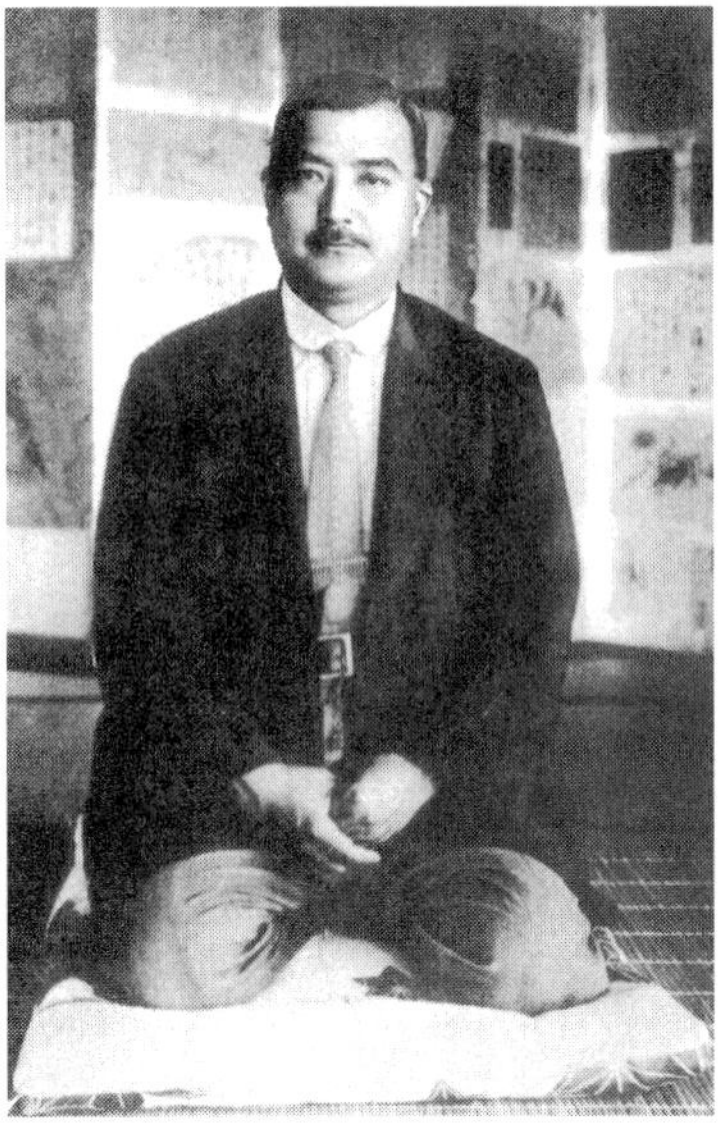

岡田虎二郎

三十四歳の時（一九〇五）、豊橋の資産家山本家の二女喜賀と結婚したが、婚家先の両親と気質が合わず、翌年三月中旬、単身山本家を出て甲州路に向かい、途中「静坐と徒歩」で上京した。最終的には、東京・青山の兄の藤十郎宅に落ち着いたが、旬日にわたる断食や山路徒行の中で人間成長への一大躍進があり、静坐の形式がこの苦行の中で作られたと言われる。

その後、父の友人で、仲人役だった元郡長・松井譲宅（東京谷中清水町）に寄寓し、専念静坐し、これが静坐法隆盛への出発点となった。この頃、彼の体重は八十二・五kgに達する堂々たるものとなった。

三十七歳（一九〇八）頃から静坐の指導を乞う者が多くなり、木下尚江《きのしたなおえ》（著名な社会主義者）、田中正造《たなかしょうぞう》（足尾銅山公害問題に尽力）等が参坐し、中心会場の日暮里の本行寺（法華宗）では毎朝六時には百数十人が集まり、虎二郎はここを起点に市内数十ヶ所を巡回指導した。

四十五歳（一九一五）、郷里の母校田原小学校で伊奈森太郎校長を中心に静坐会を本格的なものとした。

四十六歳～四十九歳、静坐会は全国に広まり最盛期を迎えた。柳田誠二郎（日銀副総裁・東京京橋静坐会長）、深田淳（青山学院教授・世田谷静坐会長）、足利浄園（真宗住職）、小林参三郎（京都済世病院長）、小林信子（静坐社）等は、この時期の参坐者である。

四十九歳（一九二〇）、待望の新居が東京の下落合に完成し、妻喜賀・娘礼子《みちこ》との同居が始まったが、十月十七日、長年の無理がたたり腎臓病から尿毒症を発し急逝した。

その後、虎二郎の直弟子の方々は「信不退転」を守って静坐を続け長寿を全うした。現在もなお虎二郎の意志を引き継いで、多くの道友が全国各地で静坐会を行なっている。

◆岡田式静坐法のめざすもの

岡田虎二郎はほとんど自身を紹介する記録資料を残していない。著述、講演は行なわず日記すら焼却している。ただ先生の五十年祭と京都静坐会の月刊「静坐」創刊十周年の記念として刊行された語録集（『岡田虎二郎先生語録』）がある。それは先生に直参《じきさん》された多くの道友達の、砂の中から掘り出した金のような一言一言を集めたものである。その中から先生の言葉を幾つかを紹介する。

一、「あえて求めるなかれ。無為《むい》の国に静坐せよ。坐するに、方《ほう》三尺のところあらば、天地の春はこの内にみなぎり、人生の力と、人生の悦楽とはこの中に生ずる。静坐は真に大安楽の門である」

無為とは有為《うい》の反対で何物をも求めない心である。およそ静坐する時には何事をも思ってはよくない。健康になりたいとか、病気を治したいとか、偉い人になりたいと思うのは有為である。何事をも考えない心境を無為の国というのだ。万事を忘れて、求めもしなければ妄想も起こらないという心境で居れという意味である。

真に無為の国に静坐することが出来れば、天地の春は心の内に漲《みなぎ》り、人生の力も人生の悦楽も身内から生じてくる。あえて身外に求むることはいらない。三尺四面の坐る場所さえあればよい。（伊奈森太郎先生『静坐百訓補説』より）

二、「理屈は抜きにしてまず坐れ。正しく坐ることによって臍下丹田《せいかたんでん》に力が入り、ここに立派な神性の殿堂が築かれる。この殿堂から人生の力と人生の大道とが、ぐんぐんと開けてくる。大道に沿わないようなことは、朝日に照らされる露の如くに散り落ちてゆく」

三、「静坐は修養を目的とするものであって病気をなおすためのものではない。修養がつみ心が純になると、すべての計らいが取れて来る。その余徳で病気がなおり、体も丈夫になるのである。静坐を続けていると、いつの間にか第一義の智が開けて来て直観力は敏感になって来る」

四、「忍耐・克己・堪忍等の文字はこの世において必要を感ぜず、天地みな春の境域に達するものは真にわが党の士なり」「身を棺槨《かんかく》の中に投じ、地下千万丈《じょう》に埋《まい》了《りょう》したるの心ありて、始めて如上の目的に到達するを得《う》べし。君こいねがわくは、それこれを勉めよ」

この語は虎二郎が在米中に郷里の友人に寄せた言葉である。「人間というものは少しでも名をあらわしたい、少しでも楽をしたい、というような心があると、日常の仕事が苦しくて不平でたまらない。ところが自分は地下千万丈の底に棺桶に入れられて埋められているのだと思えば、日常のことはそれより楽なことばかりで平気でやれる」という意味である。虎二郎は在米中、スクールボーイをしたが、「誰が行っても勤まらない難しい家庭へ使われたい」と希望したそうである。

虎二郎は号を塵奴《じんど》といい、地下に埋了せられた塵の如き名もなきという意味の号を愛した。

(『静坐百訓補説』より)

五、「一度この思想になれば、天下を敵とするも恐れないようになるでしょう」

六、「この思想になれば、死の瞬間まで発達するが故に、不老どころか常に若くなるばかりだ」

◆静坐十則　静坐法と呼吸法

①足の裏を組み重ね、臀部《おしり》を軽くその上におく。

②膝は少し開く。握りこぶし二つぐらい。婦人は一つ。

姿勢

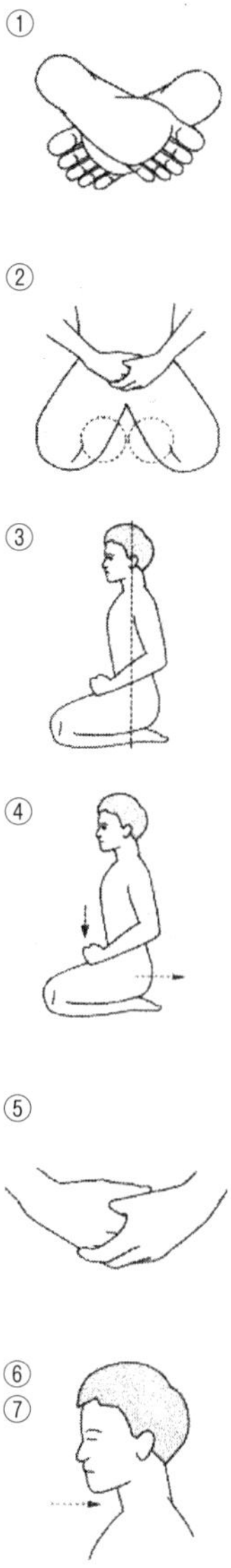

③腰を立てて、下腹に力を入れ、膝の短くなるように坐る。重心が足裏の重ねた所と両膝とがなせる二等辺三角形の中心に落ちるように。

④上体は真っ直ぐに立てた腰の上に軽く据《す》えて、胸の力を抜く、鳩尾《みぞおち》を引っ込めるように。

⑤両手の掌と拇指とを深く組み合わせ、腹と股との界《さかい》におく、拇指が腹に着くように。

⑥肩の力を抜く、腕に力を入れぬように。

⑦首を真っ直ぐに、あごを引き頭の天辺を

突き上げる心持ち。

⑧　口および両眼とも力を入れずに閉じ、額に縦皺《たてじわ》のよらぬこと。閉じた眼球も水平を見る位置において下向きにならぬよう。

⑨　呼吸は鼻孔にてする。吐く息はなるたけ静かに、自分にも聞こえぬぐらいにして、徐々に長く吐き出す。この吐く息の時は胸や鳩尾の力を抜いて、徐々に下腹に力を入れる（腹はふくらむ）。少し下腹に入れる力をゆるめると自然に息は入ってくる。これを反復しているうちに、ますます下腹に力がこもってくる。静坐中は深呼吸ではない。下腹にぐっと力をこめての平常呼吸の練習である。

⑩　静坐の時間は一日三十分以上、朝夕二回が最もよい。しかし、いかなる時にいかに長く行なってもよろしい。食後に行なえば血色がよくなる。

◆効果

静坐の功徳は横山慧吾（医学博士）の実験例により、

（一）ノイローゼがよくなる。

（二）病気がよくなる。食欲不振が治る。便通、手足の冷え症が治る。頭痛、肩こり、その他慢性病がよくなる。

（三）やせた人の体重が増加する。

（四）風邪を引きにくくなる。

（五）小さな事にくよくよせず腹を立てなくなる。

（六）物事に頑張りがきくようになる。

（七）平和の心が得られる。

等々といわれている。

私は定年を控え、目などの持病を持ち、名状しがたい不安に苦しんだ。そのような時に柳田誠二郎先生の『静坐の道』という本に出会い、岡田式静坐の道に入った。

近くの世田谷静坐会の深田淳先生の子息、深田英朗先生の指導を受け、以来二十数年朝夕の静坐をこなし、風邪も引かない健康体になり、最近では一時ではあるが、桃源郷に入るように気持がハイになる時がある。「あえて求めるなかれ。無為の国に静坐せよ」と岡田先生が教えられているが、足のしびれも忘れ、吹く風、薫る潮にひたるように生きている実感を味わうようである。

初心に返って坐るということが一番大切かと思うこの頃である。

◆主な静坐会案内

（※場所や連絡先は変更になることがあります。ご了承ください。）

【世田谷静坐会】
毎月第2、4日曜日　午前10時～11時
場所＝東京都世田谷区梅ヶ丘1―12―11　天理教本美穂分教会
連絡先☎03・3482・3974　折井勉

【田原静坐会】
毎月第3日曜日　午後2時～4時
場所＝愛知県田原市田原町中小路17　池ノ原会館
連絡先☎0531・22・7775　松浦邦治

【大阪静坐会】
毎月第1日曜日　午後2時〜3時
場所＝大阪市淀川区東三国1―32―4　真宗仏光寺派　常光寺
連絡先☎06・6391・5319

【京都静坐会】
毎月1回　午前10時30分から
場所＝京都市伏見区深草稲荷御前町76　シェアルーム　なか房《ふさ》
連絡先☎090・3625・4071

〈主な出典〉
『静坐創始者　岡田虎二郎』（田原静坐会　平成24）・『静坐百訓補説』（伊奈森太郎先生顕彰会　昭和37）

藤《ふじ》田《た》霊《れい》齋《さい》の調《ちょう》和《わ》道《どう》丹《たん》田《でん》呼吸法

中田《なかだ》 隆寶《りゅうほう》

◆道祖藤田霊齋のこと

明治元年生まれの藤田霊齋は真言宗智山派の阿闍梨《あじゃり》であったが、酒癖と眼疾のため、廃人同様となったことがあった。それで白隠禅師の『夜船閑話《やせんかんな》』を懐《ふところ》に消息不明となったのである。その約七年間に亘る放浪期に徹底的に呼吸法の実践的研究を行い、呼吸法、内観法についての核心を掴《つか》んだと思われる。

病克服後、さらに高尾山山頂での修行を続け、完全なる息法への道を探ってゆき、高野山で決死の修行により吽字妙息観《うんじみょうそくかん》を成就したと伝えられている。

高野山の真言宗の瞑想法の中に阿字観《あじかん》があり、ご存じの方が多いと思う。一方、吽字妙息観はあまり知られていない。典拠は『瑜祇経《ゆぎきょう》』

という密教経典の中にあるとのことだが、この瞑想法を今に伝えている人はいないと思う。

道祖は厳冬の高野山、奥の院の濡《ぬ》れ縁《えん》で、百日に及ぶ深夜の禅定《ぜんじょう》の中で弘法大師から伝授を受けたと伝記にはある。

阿字観にはその前段階として月輪観《がちりんかん》があり、そのまた前に阿息観《あそくかん》がある。

調和道には別名ウームの呼吸と呼ぶ息法がある。ウームは吽字なので、阿息観に対する吽息観ともいえる。

「阿字観ありて阿字義なく
吽字義ありて吽字観なし」

道祖はこの謎かけを遺している。

道祖が最初に道場を開いたのは明治四十年であり、当初は心身強健の秘訣から始まるが、息心調和法あるいは調和息法そして調和道へとすすむ。そして、この呼吸法が国民の身心の健康の維持と増進に果たす役割を重視して、昭和二年に、宗教の枠を離れて公益活動を行うために、社団法人調和道協会を設立した。

昭和二十年の大空襲で一切が灰燼《かいじん》に帰したが、戦後は村木弘昌医博により再興され、現在は公益社団法人となり、調和息法は調和道丹田《たんでん》呼吸法として受け継がれている。

◆調和息法の目指すもの

《丹田呼吸の根底にあるもの》

調和息法は、東洋で古来から行われている様々な道、諸道諸芸に含まれている呼吸法の最も基本的な部分を体系的に身につけられるように組み立てられている。したがって、各方面で行われている呼吸法を含む諸道諸芸とは衝突矛盾するものではなく、むしろそれに役立つのである。別な表現をすれば、調和息法は「丹田呼吸の専科」、諸道諸芸は「丹田呼吸の応用科」といってもよいかと思う。今の世代には、諸道諸芸をアプリケーションソフトとすれば調和息法はそのOS（オペレーションシステム）といった方が分かり易いかも知れない。

丹田呼吸の根底にあるもの、それが調和息法である。

なぜ調和息あるいは調和道というのだろう。まず呼吸を通じて息・腹・心の調和を目指し、呼吸を通じて天地との調和を目指しているからである。

なお、この呼吸法に対する呼び名は、戦前は調和息法、戦後は調和道丹田呼吸法あるいは調和道丹田呼吸健康法と呼んでいる。よく「藤田式呼吸法」と呼ばれるが、それは間違いではないが、特定の流派の呼吸法を主張するものではないので、現在は使っていない。

《究極の健康道》

調和道丹田呼吸法は肉体と精神を癒しあるいは鍛え、人間が本来持っているはずの自然治癒力・免疫力を高めるのに役立つ。

丹田呼吸はわが国に古来から伝えられているものだが、それを改良し、危険性を除く工夫をし、体系化して、誰でもが何時でも何処でも容易に実践出来る広い道を目指している。

さらに医学・生理学的な知見による裏付けも行い、迷信に陥らず、広く世に受け入れられるように配慮している。

なお、古い時代の呼吸法に医学・生理学的な裏付けの先鞭をつけたのは二代目調和道協会会長の村木弘昌医博であるが、今では新進の学者により脳内神経伝達物質に与える影響や自律神経の活性化についても実証研究が進んでいる。

《丹田呼吸の精髄を詠んだ古歌》

「古きを吐き、新しきを吸い」

古い炭酸ガスを徹底的に吐き出すと、反動で新しい酸素が自動的に取り入れられ、血液を浄化し、循環をよくする。

「臓《ぞう》を錬《ね》り」

息は、ただ血液を新鮮にし、その循環をよくするだけのものではなく、呼吸筋群を総動員して内臓全部を鍛えて、健全な働きをさせる。

「意を専らにし」

雑念妄念などに一切とらわれず、明晰で、落ち着いた精神状態に持っていく。

古い要らないものを捨てて、リラックスすれば、落ち着いたクリアな精神状態になるのは、当たり前のことである。

「精を積んで」

精気といわれる大自然の気を全身に満たす。

天地の精気に浴することで、全身の六十兆の細胞が生き生きと活動を始める。

「神に通ず」

天地と一体となる心境、あるいは神人一体の境地。大自然との調和の極地に至るのである。

◆調和息法の実際

《丹田と太陽神経叢《たいようしんけいそう》》

丹田に気力を充実させる呼吸を一般に丹田呼吸と呼んでいる。丹田とは古代中国の身体論の用語で、臍下丹田《せいかたんでん》あるいは下丹田という下腹部の中心にあって、生命力を涵養《かんよう》するというイマジナリーな器官である。太陽神経叢（神叢）とは、胃の裏側の腹部動脈にまとわりついている網の目のような自律神経の集まりである。

「智は頭脳、情けは神叢、意志は腹、まことの人はそれの調和ぞ」

智、情、意はそれぞれ心理的な心の働きを三つに分類したものだが、それを、頭脳、心窩《みずおち》（太陽神経叢）、腹（丹田）に宿るとしたのは、古聖達が体験的に導き出した叡智なのだろう。

調和息法ではこの丹田と神叢は身心両面で極めて重要な場所である。

なお、医学・生理学的に見れば丹田呼吸は強腹圧呼吸といえるのだが、ここでは説明を省略させて頂く。

《調身《ちょうしん》・調息《ちょうそく》・調心《ちょうしん》》

①調身（姿勢を調える）

丹田呼吸では姿勢が極めて重要である。「上《じょう》虚下実《きょかじつ》」は姿勢の基本的なあり方を表現したものので、上半身を虚、つまりリラックスした状態に、下半身を気力充実した状態に保つことをいう。ちなみに「上虚下実」は道祖藤田霊齋の造語である。

「押す引く張る、漏《も》らす巻き上げ気を満たせ、腰を砕くな猫背《ねこぜ》厳禁」

これは上虚下実の姿勢を実現する要領を詠んだ道歌だが、説明は長いので、省略し概念図のみとする（左図）。

ただし、この姿勢は一気に実現しようとすると上虚が崩れる。段階を踏んで、まず上虚から入る。その過程では多少の腰砕けは容認される。

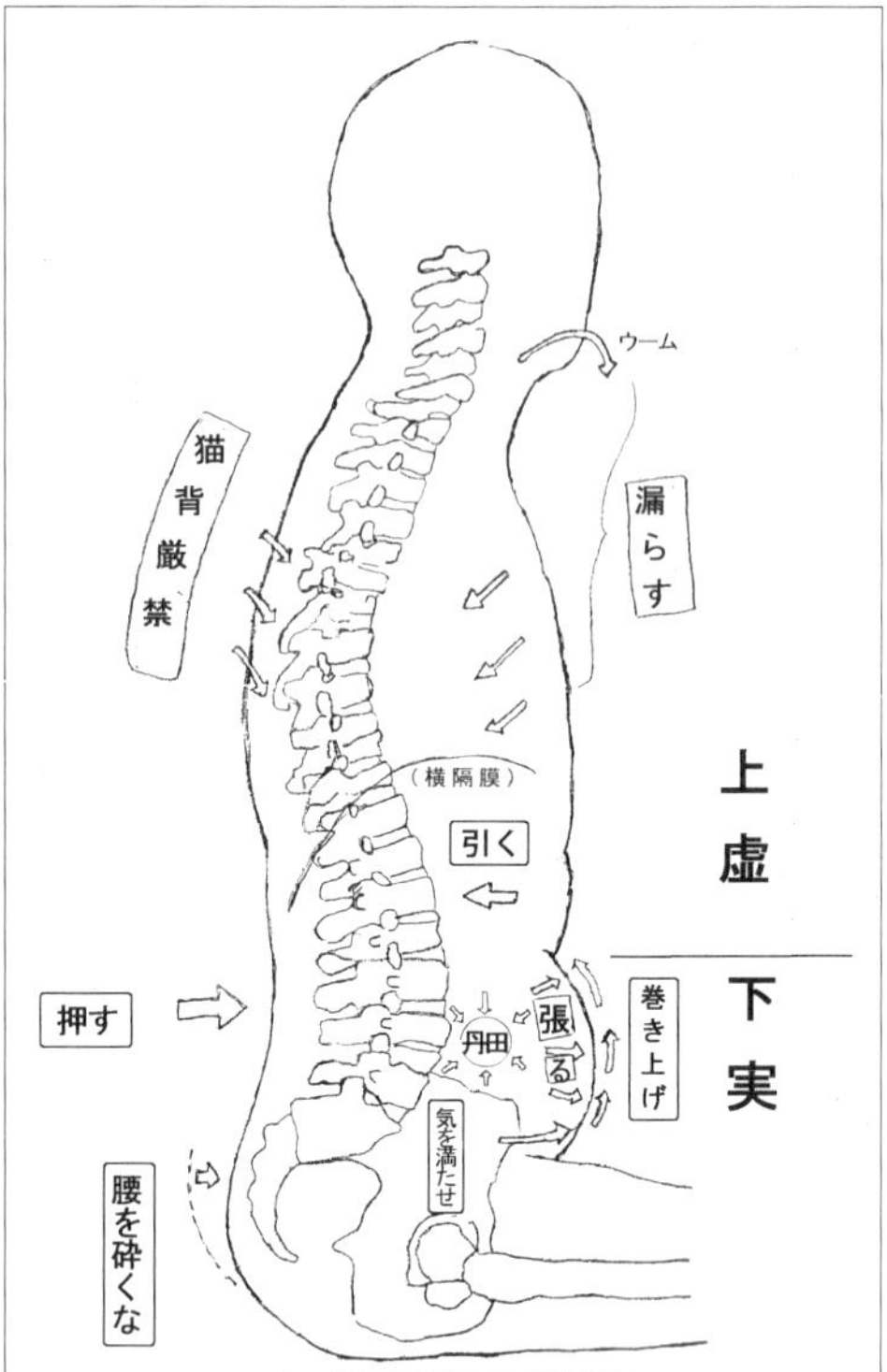

上虚下実の姿勢

② 調息（息を調える息法体系）

調和息法には調息のための息法体系がある。概略を紹介すると、波浪息、屈伸息、大振息、完全息ということになる。このうち波浪息と屈伸息は上体の屈伸を伴い、呼吸筋群の協調作用により、無理なく腹圧がかかるように工夫されている。

自己流の丹田呼吸には健康上の様々なリスクがある。最大のリスクは「努責作用《どせきさよう》」である。「力み」「いきみ」などの誤った腹圧から頭に血が上る危険な作用である。それを防ぐために「漏気《ろうき》」といって胸部をリラックスさせる工夫もなされている。また腹圧も誤ったかけ方をすると鼠径部《そけいぶ》ヘルニア（脱腸）を引き起こす危険がある。

③調心（心を調える）

調和息法の実修は身主心従《しんしゅしんじゅう》から入る。つまり極力頭を使わずただひたすらに身体で体得すると、いつの間にか心が身に従ってくるのである。雑念妄念はいつの間にか姿を消す。心で心を制するのは回り道である。

調心が入るとそれはもうハウツーものではない。それを道というのである。道というものは歩くこと自体が目的になっているのである。

この道は道祖が難行苦行して得た道をハイキングコースに仕上げたようなものである。しかも古聖達が歩んだ道に通じている。

まさに「遊証《ゆうしょう》の平路《へいろ》、還寂《げんじゃく》の大道《だいどう》」（自分の身体で確かめながら悠々と歩く平坦な道、それが悟りへの道である――弘法大師『梵網経開題』）と呼ぶのにふさわしい道である。

※「公益社団法人　調和道協会」
〒116―0013　東京都荒川区西日暮里3―10―31／☎&FAX03・3827・5123／
公式サイト http://chowado135.org/

合気道《あいきどう》の呼吸法

多田《ただ》 宏《ひろし》

◆合気道について

合気道の呼吸法についてお話するうえで、先ず合気道はどういう武道かということを記したいと思う。

合気道は植芝盛平《うえしばもりへい》翁（明治十六～昭和四十四）により創始された近代武道である。植芝盛平翁は和歌山県紀伊田辺に生まれ、幼少より弘法大師の事跡に惹かれ紀州の神社仏閣を巡り山野を踏破したといわれる。日露戦争に従軍、また北海道開拓に従事する紀州団体の長となり、北海道北見の国白滝村の原野を拓く事に専念する。そして同地で会津藩伝承の武術大東流柔術の師武田惣角《たけだそうかく》翁に会い武道の眼を開くことになる。

柔術というと皆さんは直ぐに柔道を思い浮かべられることと思うが、実は柔術には高級な武

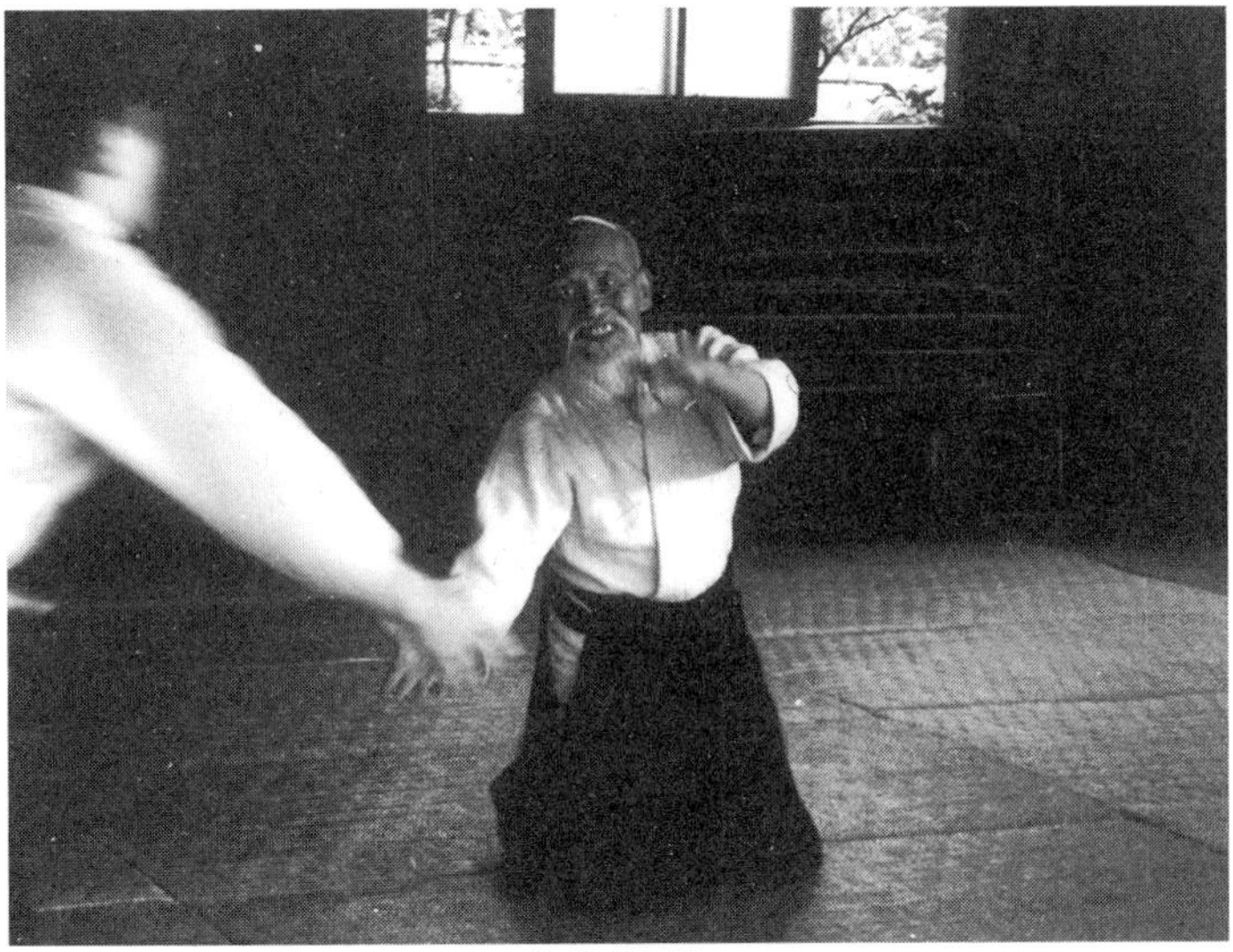

植芝盛平翁

士が行っていた伝統的剣術の法則と動きそのままの柔術があった。その中で非常に優れているのが大東流であった。やがて植芝盛平翁は父危篤の知らせにより紀州への帰途、大本《おおもと》教の出口《でぐち》王仁三郎《おにさぶろう》師と回合、父与六の死後一家を挙げて京都・綾部に移住し身心の修行に打ち込む。植芝盛平翁は此所で、「宇宙と一体となる体験」等を経て、「武は愛なり」という確信をもつ。

　綾部に植芝盛平という優れた武術家が居ることは、武道の世界で広まり、竹下勇海軍大将、山本権兵衛元内閣総理大臣、そして出口王仁三郎師のすすめもあり植芝盛平翁は大本を離れ東京で武道家として活動を始めた。昭和六年東京、若松町に建設された皇武館植芝道場では皇族、華族、陸海軍将官、武道専門家が稽古に励むことになる。これが現在の「公益財団法人合気会合気道本部道場」である。

なお、開祖植芝盛平翁の墓は菩提寺である紀伊田辺の真言宗高山寺にあるが、同地には植芝翁が若い頃尊敬した世界的博物学者南方熊楠《みなかたくまぐす》翁の墓もある。

この植芝盛平翁の経験から分かるように合気道の教えの根底には日本の伝統文化、ひいてはインド、中国から伝わった教えと行法が深く根を張っていることが分かる。

ちなみに「合気」という語は、「神と人との合気により」という言葉が大阪朝日新聞社により昭和十二年に制作された植芝盛平翁の演武映画「武道」の中に出てくる。この外「自他一体」「場と同化」「以心伝心」「和」「万有合気」「合気一刀」等々の言葉が合気道が語られるときに用いられる。

私が植芝道場（合気道本部道場）に入門したのは、昭和二十五年三月四日早稲田大学学生の時である。戦争が終わって五年経っていたが、まだ稽古をする者は数名という時代であった。植芝盛平翁の稽古は、言葉も行動も実に丁寧で正に「芸術の粋」という感じであった。

芸術という言葉は元々武術、特に剣術を意味したもので、今日のように音楽、絵画、彫刻等を意味するようになったのは明治以後、英語art《アート》にあてはめて使い出したからと言われている。従って昔、剣術を磨く者は、強いだけでなく、実に繊細で、恐らく今日最先端の科学技術の下で行われている精密工業でのミクロ、ナノの世界に至るぐらいに心身を磨き上げていたのだと思う。それを可能にしたのが東洋伝統の呼吸法を基とする心身錬磨の行法であることは当然であろう。

◆基本的呼吸法

本部道場また茨城県岩間町につくられた武農一如の道場で、植芝盛平翁に従って行った呼吸法を記しておこう。

【朝日を腹中に収める呼吸】

日の出の時、眼を細め朝日に向かい合掌、両手を合掌のまま頭上に差し上げながら朝日を拝しつつ、静かに鼻から息を吸いながら朝日を腹中、下丹田に受け入れる。朝日と同化した心持ち。静かに吐息、数回行う。

【宇宙の真気を受け容れる】

合掌。吐鼻。鼻から息を吸い大宇宙に満ちている真気（宇宙根源の智慧と力・絶対的エネルギー）を全身に受け容れる。下丹田が充実する。宇宙の真気が両手両足全身に満ちあふれる感じ。静かに吐息。数回くり返す。

【場の全てを腹中に収める】

ある時、大きな演武会でのことである。その時植芝盛平翁のお供は私一人だった。若かった私は相当緊張していたのかも知れない。

その時先生が「この様な場では、先ず会場をよく見る。全てを納得、承知する。静かに息を吸い会場の全てを腹に飲み込む」とおっしゃられた。

私は言われたとおりこの呼吸を行った。するとたった一回の呼吸で、澄み渡ったような心身となったのである。

——以上の呼吸法は、最も基本的なものであり、勿論これらの呼吸法には多くの応用法がある。

さて、当然のことながら、我々は地球人であると同時に宇宙人である。我々の生命は呼吸によって成り立って居り、地球的条件の下、血液に酸素を受け入れ二酸化炭素を吐き出すという重要な事を行っていると学校で習っている。

しかし東洋の教えは、呼吸は前述の地球的条件と共に、宇宙的条件の下、宇宙を作り動かしている根本の力「気・絶対的エネルギー」を神経系統に受け入れ、生命力とする重要な働きであると教えている。武道の伝書では、呼吸法を「収気の術」「養気の術」と称える所以《ゆえん》である。

◆植芝盛平翁道言

此所に「呼吸」についての植芝盛平翁道言を少し挙げてみよう。

動けば技が生まれる。
技は創造される。

創造の武。
空の気と真空の気の結び。
真空の気は宇宙に充満しています。これは宇宙の万物を生み出す根源であります。
空の気は物であります。それがあるから五体は崩れず保っております。
空の気は重い力をもっております。又本体は物の気で働きます。身の軽さ、はやわざは真空の気をもってせねばなりません。空の気は引力を与える縄であります。自由はこの重い空の気を解脱せねばなりません。これを解脱して真空の気に結べば技が出ます。

弓を気一杯に引っ張ると同じに真空の気を一杯の五体に吸い込み清らかにならなければなりません。清らかになれば真空の気がいちはやく五体の細胞より入って五臓六腑に喰入り、光と愛と想になって技と力を生み、光る合気は己の力や技の生み出しではなく宇宙の結びの生み出しであります。

呼吸の微妙な変化を感得せよ。

呼吸は微妙に変化する。

「気の妙用」は、呼吸を微妙に変化さす生親である。これが武(愛)の本源である。

「気の妙用」によって、心身を統一して、合気道を行ずると、呼吸の微妙な変化は、これによって得られ、業が自由自在にでる。

◆日本的霊性の世界を目指す道

合気道にとって特に重要なのは「技と呼吸法の一致」である。

合気道稽古法の主は「気の流れ」と「鍛錬」「呼吸力」であり、業の要は入身と転換である。

合気道で技の稽古を行うと、上達するに従い次第に動きの角《かど》が取れる。すると角が取れた四角、三角は円の理と同じになる。そこに「呼吸法」の吐く息の延《の》びから得た感覚が加わると身体の動きが「緻密になり」身体の動きの線に「ノビ」と言われる「良い粘り」安定感がでるのである。

この様な状態になると種々の対立感が取れ、それによって「彼我の同化」「動きの自動化」「技の湧出が自在」ということになる。

呼吸法は生活の中に溶け込み自然と毎日行っているようになることが大切である。それによって、「生命力を高める」という、人間生物としての根本的な体と、高めた生命力を、対立を超えて同化的、包含的「とらわれないように使う事が出来る心身を作り上げる」という用がしっかりと整えられ「呼吸力」が発揮されるわけである。この事は合気道だけでなく全ての芸術、スポーツ、科学技術の研鑽者そして万人にとって重要であろう。

合気道は、日本の伝統的稽古法を引き継いでおり、競技はしない。対立、競いを超える日本的霊性の世界を目指す道である。このため外国で合気道は「動く禅である」「動く瞑想法である」とも言われている。

我々は、日本の伝統的稽古法を益々研鑽し、世界の進化と向上に尽くしたいと思っている。

※「公益財団法人　合気会合気道本部道場」
〒165—0056　東京都新宿区若松町17—18／☎03・3203・9236／FAX03・3204・8145／公式サイト http://www.aikikai.or.jp/

古《こ》武《ぶ》術《じゅつ》の呼吸法

河野《こうの》智聖《ちせい》

◆呼吸は人生そのもの

私達は生まれたら羊水《ようすい》を吐き、そこから肺に酸素をいれ、この世に誕生する。そして亡くなるときは「息をひきとる」息を吸って亡くなる。生きるということは「息をする」ことである。私達の人生そのものが呼吸であるといえよう。息という字は自らの心と書く。深い息をすることが、自らの心が豊かになることに結びつくともいえるだろう。

呼吸は一日に二万回から三万回繰り返しているといわれるが、呼吸の質を変えるということは自己の感情をコントロールし、心の静寂を取り戻し、命の質を変えるということとなる。

私達にとってエネルギーの供給は三つ。「呼吸」そして「食事」「眠り」である。徹夜すると夜食が食べたくなったり、呼吸が浅いと眠る時間が長くなったり、この三つはお互いにバランスをとっている。仙人は霞《かすみ》を喰うというが、つまりは呼吸法を行っているということなのである。呼吸を深く行うことで食事の量が減り、眠りも深く短くなる。

また、呼吸と深く関係があるのが、「性の問題」である。生＝性、性力というものの基本も呼吸であり、特に男性の生殖運動、骨盤《こつばん》の前後運動は呼吸運動そのものを表す。息を深くすることで男性としての機能や性力を高め生命力そのものを強くすることができる。仙人は房中《ぼうちゅう》術《じゅつ》によって健康を得るが、呼吸法や生殖活動を正しく行うことが長寿の秘訣《ひけつ》となるのである。

◆武術と呼吸

武術において呼吸は重要である。武術において呼吸は、潜在的な力を発揮したり、心を落ち着かせたり、相手の呼吸を読んだりする。力を用いずに相手とぶつからずに動くためには「呼吸に動作を合わせること」が秘伝となるのだ。

合氣道《あいきどう》は相手と氣《き》を合わせると書く。これは呼吸を合わせるということでもある。「息があった二人」という表現をするが、武術では術として相手と息を強制的に合わせていく技術を用いるのである。相手の呼吸をつかむことで力と力でぶつからなくなり、無理なく相手を崩すことができるのだ。相手の体を動かすときも、腕を通じて身体を上げようとせずに、相手の息に乗って上げると相手の身体は無理なく持ち上がる。

私は以前、小笠原流《おがさわらりゅう》礼法・小笠原清忠宗家《そうけ》との対談をしたことがあるが、宗家が呼吸について、とても重要なことを述べられた。それは、

「動作に呼吸を合わせるのではなく、呼吸に動作をあわせること」

ということだ。動作に呼吸を合わせると息切れしてしまうが、呼吸に動作を合わせると息切れしなくなる。息は自然の「波」のようなものだ。サーフィンでも波に乗ればすすむが、波に乗り損《そこ》ねればおいていかれる。自らの呼吸を自然界のリズムと同調させることができれば動きと呼吸が一致して、深い息で質感のこもった動作ができるようになるのである。

◆武術における呼吸法の実践

通常、無意識に呼吸は行われているのだが、意識をもって呼吸をコントロールすると、呼吸によって意識と無意識を結びつけ、精神と身体を結びつけることができるようになる。呼吸が自己と宇宙とを結ぶ架け橋となるのだ。

今回、武術における呼吸法としては、まず自己の身体へむけて深い呼吸を行う〝自己鍛錬《たんれん》としての呼吸法〟を紹介しよう。その次に、「相手の呼吸を読む」というように相手と呼吸を合わせて一体となるといった〝相手と同調する呼吸法〟を紹介したいと思う。

◎自己鍛錬としての呼吸法

まず、〝自己鍛錬としての呼吸法〟を紹介し

たいと思う。

呼吸は、

①「胸」で息をする
②「胆《はら》」で息をする
③「背骨」で息をする

という、大きく三つの部位での呼吸に分類される。

〈①「胸」で息をする〉

胸での呼吸は「胸式呼吸」といわれ、一番息が浅い状態である。息が上がった状態は肩が上下動する。

一般的に多くの人がこの胸式呼吸を行っている。

〈②「胆」で息をする〉

胆で呼吸する方法は「腹式呼吸」といわれている。息を吸いながらお腹を膨《ふく》らませていく。この時にできるだけ胸は動かさない。この腹式呼吸を身につけると、冷静に判断し、物事に動揺しなくなる。

一般的に勧められているのはこの腹式呼吸である。

〈③「背骨」で息をする〉

三つめの呼吸は「脊椎《せきつい》行氣法」といって、背骨で呼吸する方法である。背骨を一本の筒《つつ》のようにイメージしてその中に頭のてっぺんまたは後頭部から、背骨の真ん中を通じて腰まで息を吸い込む。吐くことは考えなくてよい。この時には胸もお腹も動かなくなり、背骨だけが呼吸とともに波打つようになる。

これは武術にとっては基本的な呼吸である。胸やお腹を動かしていると、相手に呼吸を読まれてしまう。相手に呼吸を読まれないためには背骨で呼吸するのである。上達すると、吐く息を読まれないように吸い続けて、息を吐かずに漏《も》らしていけるようになる。トランペットの奏法で循環呼吸というのがある。これは吐きながら同時に吸うという技術だが、武術では漏らしながら吸い続けることで、相手に呼吸を読まれないで呼吸するという技術となる。これは古くは密息《みっそく》や胎息《たいそく》という呼吸法と類似している。

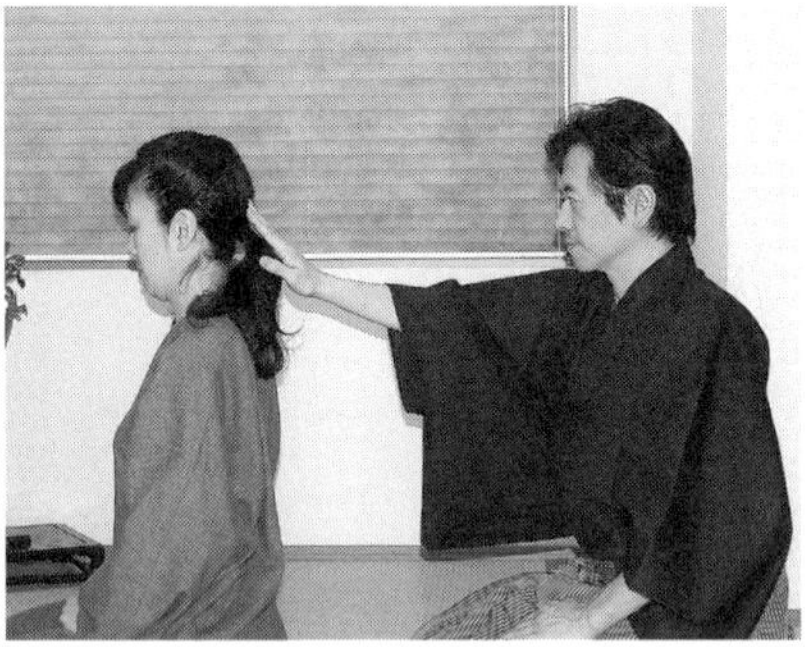

写真1（右が筆者）

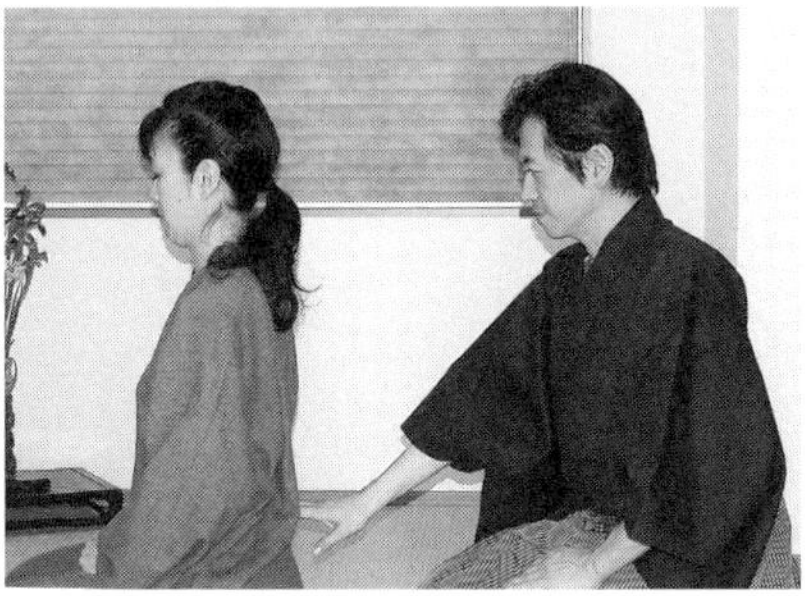

写真2

【実技】脊椎行氣法

正座となり、一人の人が後頭部に指をあて（写真1参照）、一気に背骨から腰にむかって指を下ろしていく。それに合わせて、後頭部から息を吸って腰まで息を下ろす（写真2参照）。

最初はイメージでよいので何回も繰り返していると、背骨が呼吸に合わせて波打つようになってくる。

◎相手と同調する呼吸法

次に、相手と同調する呼吸法を紹介したいと思う。

〈意見を飲む〉

呼吸には原理がある。それは「息を吐けば対立し、吸えば合する」ということだ。呼吸は身体の拡張と収縮である。吸うことで拡張し吐くことで収縮しているのである。物を受け入れるということは息を吸うこととつながる。相手に意見を述べる時は息を吐いている。相手を拒絶する時は息を堪える。「意見を飲む」というが、相手を受け入れるということは息を吸うということだ。スポーツや格闘技などの競技における呼吸は息を吐いたり、つめながら行っている。それはやはり闘いが基本にあるからである。

しかしパーティーなどで相手とつながりたい、仲良くなりたい時の握手は、無意識に息を吸っている。緊張すると息をつめて握手している。握手ひとつとってみても呼吸が変われば関係性が変わるのである。吐くとは排出することだから、氣・意識・空気といったエネルギーが放出され相手に向かっていく。息を吸うことは吸収である。相手の氣《き》・意識・呼吸を受け入れることとなる。相手と対立する・競うことが目的ならば息を吐けばよいが、相手と和することが目的であるならば息を吸うことが重要となる。吸うと人と人は寄りあう。吐くとぶつかりあう。つまり息を吐けば対立し、吸えば合するという原理があるのだ。この原理が理解できれば、相手と和するためには息を吸うということが重要となるということがわかる。

【実技】息を吐けば対立し、吸えば合する

握手する。息を吐きながら、またはつめながら握手する（写真3参照）。次に息を吸い込みながら、握手する（写真4参照）。

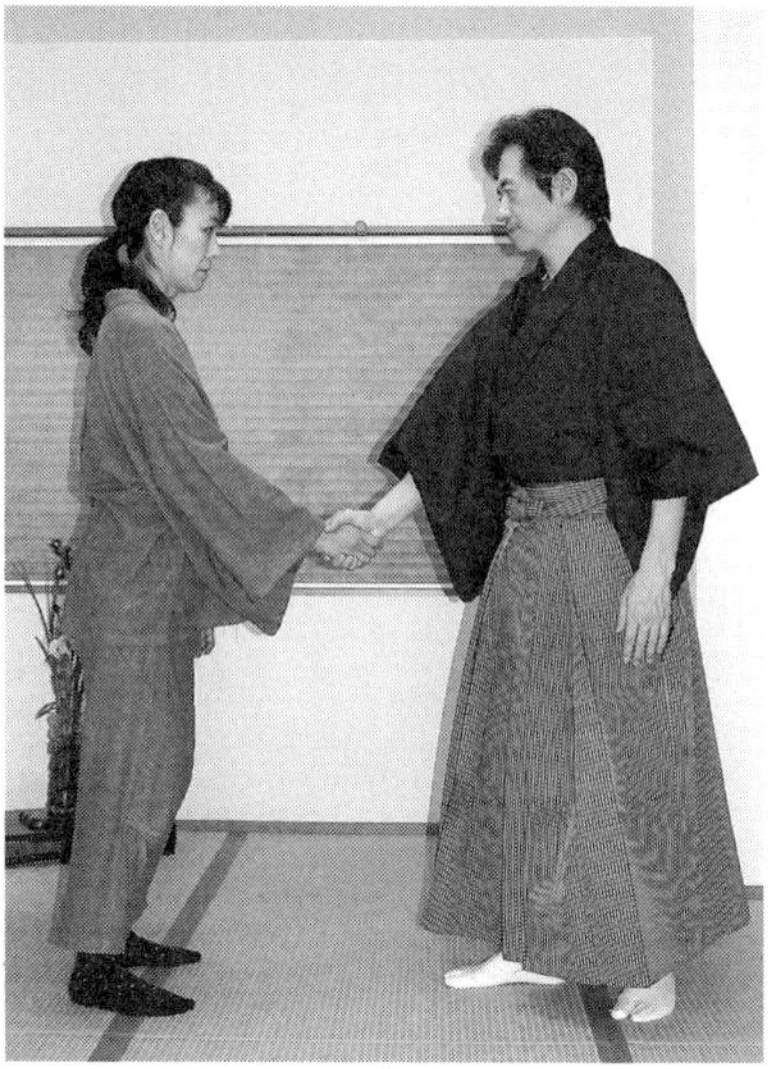
写真3

日常でも息が浅い人と話しているとなんとなく息苦しく感じ、呼吸の深い人と一緒にいると安堵《あんど》感が生まれる経験をした人はあるだろう。こちらが深い呼吸で相手の意見をまず飲み込み消化していくと、相手の殺気や闘気も収まっていく。

生きているものはアメーバのように膨張《ぼうちょう》し

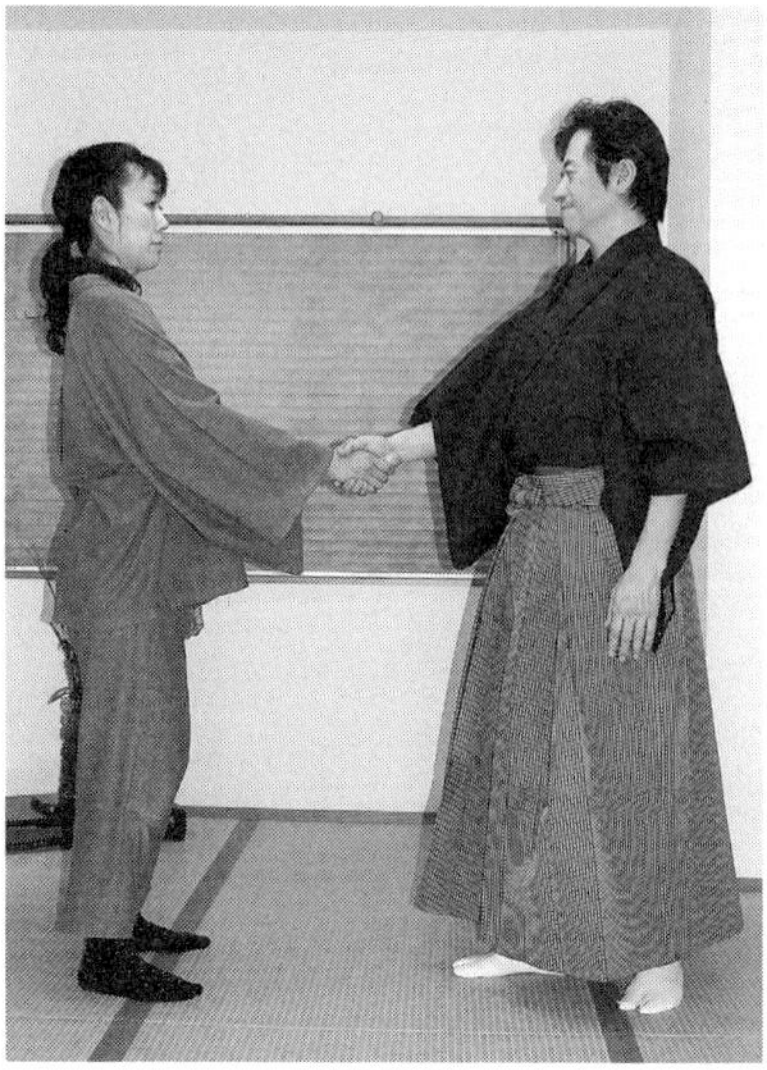
写真4

収縮している。意識的に呼吸を止めても無意識的な呼吸（生命としてのリズム）は行われている。相手の外側の呼吸にとらわれずに内的な呼吸を感じることが重要である。

東洋体育の技法（ヨガ、気功、古武術）は体を動かしても息を乱さず、心拍数もゆっくりとうつ。それに対して西洋スポーツの多くは呼吸が速くなり、心拍数も早くなる。東洋人は息を乱さず整え、自然のリズムと同調することをのぞんだ。呼吸が合わないでいると体を壊し、自然の中にとけ込むことができなくなるからである。

自ら深い息を行うこと、まわりの人に呼吸を同調させ、「息が合う」関係を広げれば多くの人と和することができる。

ぜひ、一度呼吸に目を向けていただければと思う。

※筆者の公式サイト（http://seitailife.com/）もご覧ください。

呼吸法の危険性

濱口《はまぐち》 昭宏《あきひろ》

◆呼吸法ブーム

二〇〇〇年代に、パワーヨーガを起爆剤として起こったヨーガブームと並行して、呼吸法にも注目が集まるようになったが、ヨーガブームが一段落した感のあるのに比べ、呼吸法の人気は未《いま》だ衰えを見せず、新しく出版される書籍を見ても、毎月のように〝呼吸法〟の文字を冠したものが見受けられる。

まさに今、呼吸法はブームと言って良い状況のようだ（最近の最大のヒットである美木良介氏のロングブレスダイエットは記憶に新しい所である）。

しかし、長年、身体操法やスピリチュアルメソッドに関わって来た筆者は、このブームに強い懸念を抱いてきた。

確かに呼吸法によって得られる効果には素晴

らしいものがある。リラックス効果、ダイエット効果、感情のコントロール、健康増進、能力開発……これらは、呼吸法の修練によって期待出来る効果効能のほんの一部に過ぎない。

◆禅病

しかし、どんなものにも作用があれば反作用が伴うものであり、効果が高ければ高いほど、リスクを伴うのは当然で、素人が適切な指導も受けず、書物で独習を試みた場合、たとえ時には良効を見ることがあったとしても、大変危険な行為と言わざるを得ない。実際に筆者は、独習したり指導者の注意を守らなかったりして、副作用を惹起《じゃっき》せしめた事例を複数目撃している。

ヨーガでは「クンダリニー症候群」、坐禅では「禅病」、気功では「偏差」等と呼ばれるこれらの症候は、必ずしも呼吸法によってのみ生じるものではないが、原理的には全て同一のもので、白隠《はくいん》禅師の『夜船閑話《やせんかんな》』には、白隠自身の禅病の体験が詳細に綴られている。

「心火逆上し、肺金焦枯《しょうこ》して、双脚《そうきゃく》氷雪の底に浸《ひた》すが如く、両耳渓声の間を行くが如し。肝胆常に怯弱《きょうじゃく》にして、挙措《きょそ》恐怖多く、心神困倦《こんけん》し、寐寤《びご》種々の境界を見る、両腋常に汗を生じ、両眼常に涙を帯ぶ（超訳＝心火が逆上して動悸がして頭が興奮し、胸がざわざわして落ち着かず、両足は氷雪の底に浸かっているように冷たく、渓流の音のような耳鳴りがし、常に気が弱った状態で、何かしようとしても怖くて行動に移れず、神経は衰弱し、悪夢を見てよく眠れず、両脇に常に汗をかき、眼は常に涙目になっている）」

白隠が挙げているのは、典型的な禅病の症候で、全てが一度に現れるとは限らないが、大凡《おおよそ》のイメージは掴《つか》めるであろう。

◆大衆化した呼吸法

単に坐り続けるだけの瞑想法では、そう簡単にこれらの症候が現れる事はないが、呼吸法を併用して体内のエネルギー操作という要素を加えると、危険性が格段に高まるのである。

元々、呼吸法というのは、霊的な修行体系における一要素で、それらの体系は安全性を考慮して組み立てられている。近代以降のものは、大衆が受け入れ易いように、体系の中から呼吸法のみを抜き出して簡略化している場合が多いので、呼吸法に特化した内容になっていることが多い。

例えば、ヨーガの場合は、身体を整えるハタヨーガや坐って行う瞑想（ラージャヨーガ）等と組み合わせて呼吸法（プラーナヤーマ）があるし、中国の仙道では、導引術や内丹法との組み合わせとして調息法（呼吸法）が存在するが、近年普及しているものは、終始一貫呼吸法をメソッドの中核に据えている。

もちろん、きちんとした指導者の場合は、呼吸法の危険性を回避するための方法も用意しているはずだが、ブームに便乗した即席インストラクターが指導しているような場合、配慮が十分とは言えないようである。

これは現代に特有の現象ではなく、大正年間に霊術（西洋式の催眠術と手技療法を足して、東洋思想を絡《から》ませたもの。手かざし療法などは、この潮流から生まれてくる）ブームと絡めて、呼吸法が大衆化した際も、副作用が少なからず見られたようで、残っている指導者の写真などを見ても、禅病に特有の兆候が垣間見られるものがある。

◆呼吸法の副作用

では、禅病を含めた呼吸法の害作用は、どのようなメカニズムで引き起こされるのであろうか？

便宜上、大きく四つに分けて考察してみたいと思う（それぞれ連関関係にあるので、区切るのは本来難しいのだが）。

①背骨への負荷

一般に「呼吸」と言って思い浮かべるのは、肺や横隔膜であろうが、実際にはそれだけでなく、背骨を中心に全身が連動して行われるものなのである。

背骨に歪《ゆが》みがあると、非日常的な強く深い呼吸法を行う際に、歪みのある部分に強い負荷をかける事になる。そこで、背骨の歪みを取り除くために、古来よりハタヨーガや導引術が修練されてきた訳だ。

背骨から出る自律神経は各々対応する内臓に影響しており、カイロプラクティックの治療原理もこの考え方から来ている。

本来正しく修練した場合は、内臓のマッサージ効果もあり、内臓を強健にするものだが、身体の歪んだまま、誤った呼吸法をすれば逆に内臓の負担になってしまいかねない。

②クンダリニーの上昇

禅病や偏差の典型的な症候は、体内エネル

ギーの上昇によって引き起こされる。白隠も「心火逆上」という表現を用いて、エネルギーの上向が起こっていることを表現しているし、白幽子《はくゆうし》から授けられたという〝軟酥《なんそ》の法〟も頭に上ったエネルギーを引き下げるためのものであった。胸騒ぎや動悸なども体内エネルギーの上逆によって説明出来るし、幻覚や幻聴、耳鳴りの類は、上逆が脳圧を過度に高めることに依る。

白隠の言う「両眼常に涙を帯ぶ」は、眼圧が上がった状態で、実は禅病に見られる症候中、外見から最も判別しやすい症状が、眼に現れるものだ（当人は自覚していない場合が多いが）。一番問題になるのは、幻覚や幻聴といった単なる気の上逆による副作用に過ぎないものを、霊的に望ましい体験と本人が錯覚してしまう場合で、さらに深い体験をしようと修練に励んだ結果、不可逆的な障害を負ってしまう事もある。

③心肺機能への負担

〝呼吸〟は、人間に限らず、他の生物も等しく行っている営みだが、別に〝呼吸法〟として行うということは、それは非日常性を持つものに違いない。適切な回数に限らないと、行き過ぎた非日常的な呼吸は心肺機能に過度の負担をかける事に繋《つな》がる。

体内でのエネルギー操作のために行われるクンバカ（止息）も、明確な目的があって行われる場合は別として、やはり負担になる事は間違いないし、実際に現代ヨーガのある一派では伝統的な呼吸法から意図的にクンバカを除いているという。最近、身体能力の向上を目的にアスリートに取り入れられている所謂《いわゆる》〝火の呼吸〟も健康の観点からは無用のものであろう。

④ 活性酸素

活性酸素といえば、老化の原因であるとして、アンチエイジングの分野では諸悪の根源とされているが、体内に入った病原菌を殺す際にも必要で、一概に悪者扱いは出来ないものだ。しかし、過ぎたるは及ばざるが如しで、過呼吸に繋がるような度を越した呼吸法は体内に過剰な活性酸素を発生させる原因になる。

十九世紀のフランスの科学者ポールベールはイヌによる実験を繰り返して、酸素を体内に過剰に取り込むと強直性の全身痙攣《けいれん》が生じることを示し、急性酸素中毒症として報告しており、この症状は今日「ポールベール効果」として広く知られている。

——以上のように、呼吸法による副作用には様々な側面があり、自身では副作用が起きているのかどうか判別出来ない場合もある。

とても素晴らしい効果を持つ呼吸法ではあるが、誤ったやり方で害を受けては何にもならない。是非とも、独習によって禅病などに罹《かか》ることがないよう、適切な指導の下で実習されることをお薦めする。

なお、呼吸法には精神を安定させる効果もあるが、統合失調症や躁鬱病《そううつびょう》などの傾向を持つ方は、健常者なら問題が起きないような程度のエネルギー量の変化でも、発症や憎悪の可能性があるから、適切な指導を受けることが特に大切であろう。

第二部

呼吸の神秘

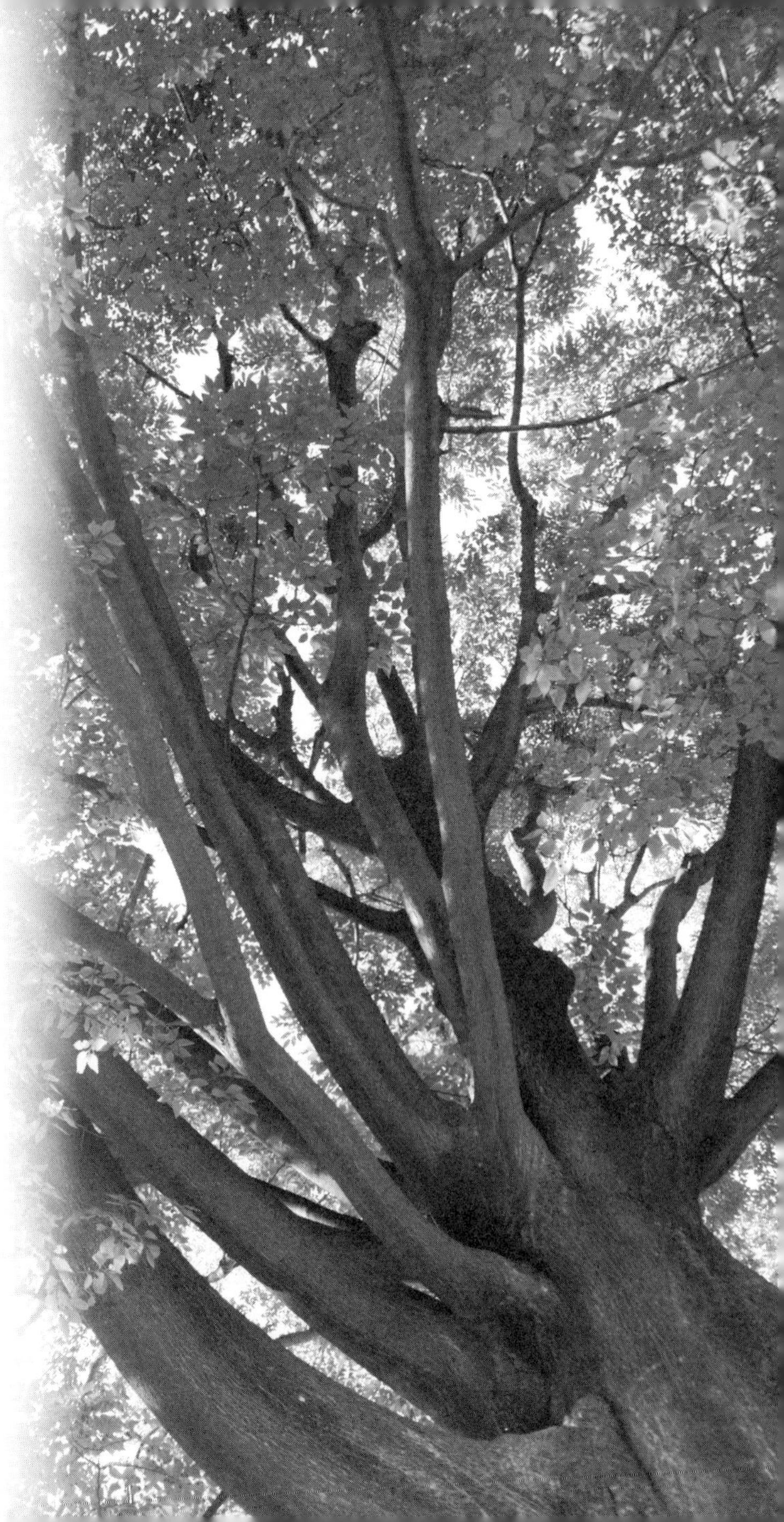

日本人の礼儀作法と呼吸

河野《こうの》 智聖《ちせい》

◆呼吸と動作

呼吸は身体の動きと関係している。

大きく深呼吸してみてほしい。息を吸うと胸が広がり、腰が入り、身体を反《そ》らすことがわかるだろう。反対に、息を吐くと胸が丸まり、腰の反りが抜け、身体はくぼむ。人間は息を吸うときに身体を反らし、息を吐くときに身体を丸めるのである。

息を吸い、腰が入った状態になると積極的体勢になる。積極的体勢になると、行動するようになる。「口でいうより動いたほうが早い」という人たちの特徴は、腰が反っていることだ。トラブルが起きてもすぐ立ち直ることができる。

息を吸い続け、腰が入り、胸が広がった姿勢が、若々しい人の代表的な姿勢である。

反対に、息を吐く状態は、つまらないことで悩んだり、疲れやすかったり、動くのが面倒くさくなる。息を吐き続け、胸が縮み、肩が丸まる姿勢は、老衰《ろうすい》の姿勢である。

◆季節と呼吸

身体と季節の関係を解説してみよう。

【夏の身体】

運動としては身体が反る動きは前進に歩くことと関係する。身体がくぼむのは後退である。積極性というのは腰の反り、消極性というのは腰のくぼみに関係する。

季節でいうと夏が行動の季節となる。夏休みに旅に出かけたくなるのは、身体が反るからである。なぜ反るかというと、汗をかくためだ。汗は身体が反ってこないとかけないのである。クーラーの効いた部屋から出ないでこもっていると身体がくぼみ、汗が出せない身体となっていく。汗が出ないと身体に熱がこもり、サウナに入っているような状態で過ごすこととなり、ますます夏が苦しくなっていく。

腰が反ってくると汗を出すことができる。腰を反っている人は汗を出す力が強いのである。黒人のダンサーなどの身体を想い浮かべてみてほしい。皆、出っ尻で腰が反っている。それゆえ汗を出せて、行動的なのである。

【冬の身体】

胸が縮むと肺炎や結核、インフルエンザにかかりやすくなる。菌は冬よりも梅雨や夏のほうが繁殖《はんしょく》するのに、なぜ冬にインフルエンザなどにかかるのだろうか？　それは、寒さで胸が縮むからである。

寒くなると掌《てのひら》で肘《ひじ》をおおう。クリスマスやお正月で食べ過ぎると背中が丸くなり肺が縮み、インフルエンザにかかりやすくなる。菌は平等に飛んでいるのに、かかる人とかからない人ができるのは胸の状態が関係している。

胸が開くと肺も広がり呼吸が深くなり、インフルエンザにかかりづらくなる。

【梅雨】

梅雨は呼吸器に負担がくる季節である。実は呼吸と汗は関係がある。梅雨になると雨が増えて皮膚の発汗作用が低下してくる。そのため皮膚呼吸がしづらくなり、一気に呼吸器官に負担がくる。日本の文化の中心は梅雨ではないかと思うことがある。

昔の日本人は梅雨の季節、物が腐りやすいので発酵《はっこう》食品をつくり、中毒になりやすいので梅干しやガリ、味噌《みそ》、お茶といった解毒《げどく》作用の強い食品を摂取《せっしゅ》した。また、湿度《しつど》を吸収しやすいように、畳《たたみ》や障子《しょうじ》や襖《ふすま》が生まれた。

【季節の変化】

日本人は粘り強く、感受性が豊かだといわれるが、それは四季の移り変わりと関係している。冬は寒く、夏は暑い、冬は乾き、梅雨や夏は湿度が高いなど温度変化や乾燥《かんそう》、湿度など湿度変化の差が激しい。日本は実は生きづらい国なのだ。

暑ければ暑い、寒ければそれに合わせた身体になればいいのだが、これだけ温度変化があると適応の幅《はば》が広がらざるをえない。そのために適応能力が育ち、感受性の幅も広がり、生命力が向上したといえる。

しかしながら、文明が発達するにつれ、私たちの生活は変わってしまった。

近代文明以前は、町には神社やお寺がたくさんあった。神社仏閣には必ず木々がしげっている。日本は森や草花がたくさんある国だった。木々は風を防《ふせ》ぎ、夏の日差しを防いでくれていた。今は防犯のためにと木々は切られてしまい、あったとしても整理整頓して植えられている。

また、木々は酸素を放出しますので、昔は良い空気が充満していただろう。今は車や工場の廃棄ガス、コンクリートの地面とビルで囲まれ、呼吸がしづらい環境となっている。

◆日本人の身体

日本人の身体は、骨盤《こつばん》を主に動く。ちなみにアメリカやイギリスの人々は首や頭、フランスや中国の人々は胃袋を中心とする身体となっている。

骨盤を主にする動きは身体を沈める、しゃがむ、座るなどである。

骨盤は生命の源《みなもと》だ。命を産み命を育む、子《し》孫繁栄《そんはんえい》という未来を創り出す臓器である。骨盤を中心にした日本人の特徴は勘《かん》が鋭いということだ。気配に敏感となるのである。

昔の夫婦が「おい」「はい」で会話がなりたっていたのは、言葉にしなくても相手の気持ちを読むことができていたためだ。日本人は

〝以心伝心《いしんでんしん》〟の力が発達していたといえる。

ところが世界を相手に交渉《こうしょう》すると、外国の人にはこの〝以心伝心〟がわからないために、NOといえない日本人といわれた。今では言葉にしないとわからないところまで日本人全体の勘が鈍くなってしまった。

腰帯《こしおび》や襷《たすき》、鉢巻《はちま》きを締めると、細かいところに目がいく。日本人が綺麗好きだったのは、身体を締め感性が冴《さ》えていたからだ。また気配を読む力は霊感と結びつく。神仏を尊ぶ心や先祖を供養する心が生まれるのである。能《のう》ではシテが演じる幽玄《ゆうげん》の世界をワキが現世《げんせ》の観客とつなぐ。平家物語など無念で亡くなった人への供養が日本の芸能の基本となる。

◆呼吸と礼法《れいほう》

日本人が姿勢にうるさかったのは、姿勢が深い呼吸を導くことを知っていたからである。

深い呼吸の姿勢は美しい、浅い呼吸で猫背になると見苦しい。常に清潔、凛《りん》とした美しさが生活の基準であった。背筋が伸びると行動的で希望を抱き、積極的に物事《ものごと》に取り組むようになる。

お辞儀《じぎ》をする時に、なぜ腰を折るのだろうか？　腰を折ることで自己を律する、抑制《よくせい》するという意味があるのだ。人間関係においては自己を律するというのが礼の意味なのである。

腰を折ると表現したが、実は腰を曲げるのではなく、恥骨《ちこつ》を引いているのである。恥骨は恥ずかしい骨という意味ではなく「恥じらいの骨」という意味である。良い姿勢になると恥骨は引け、悪い姿勢になると恥骨が飛び出す。老

日本古来の正式な「お辞儀」のやり方

（筆者実演）

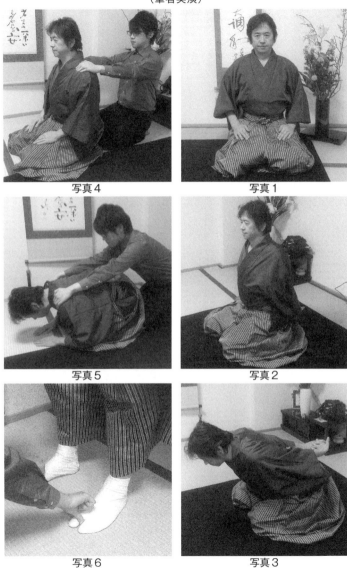

写真１

写真２

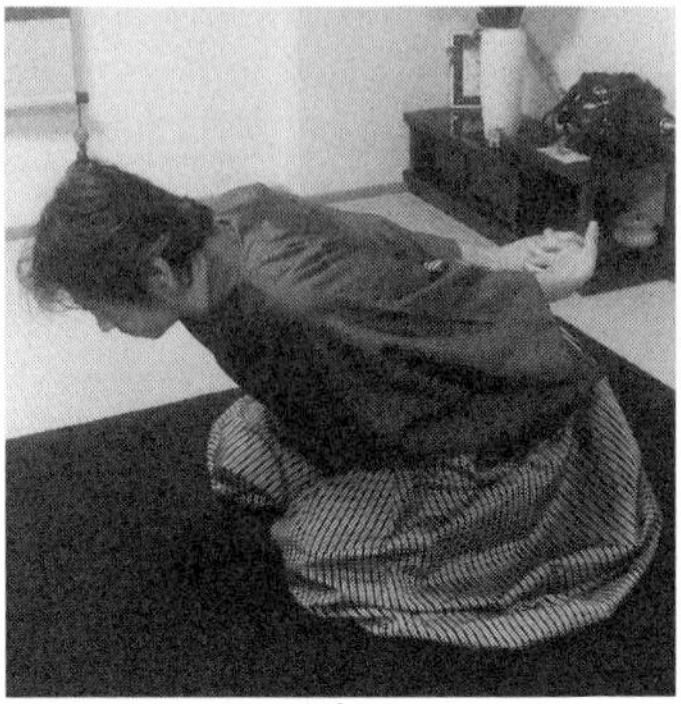

写真３

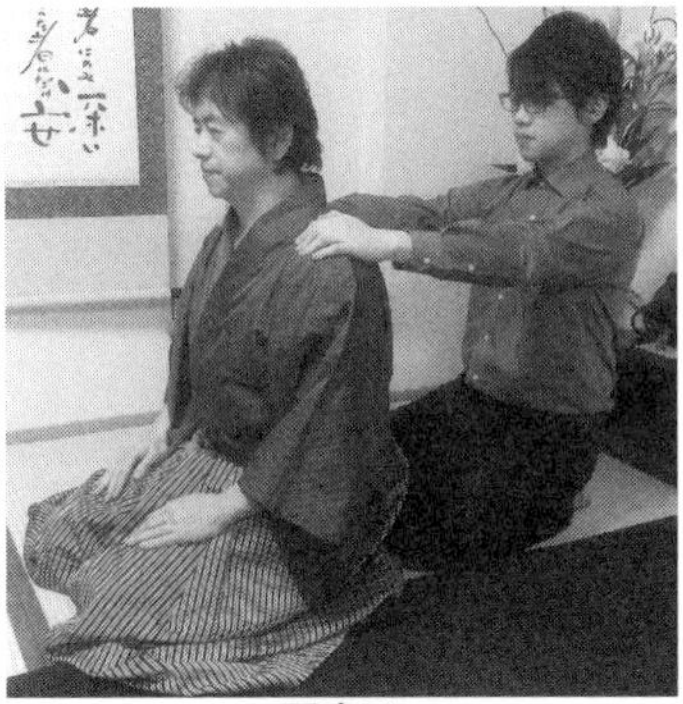

写真４

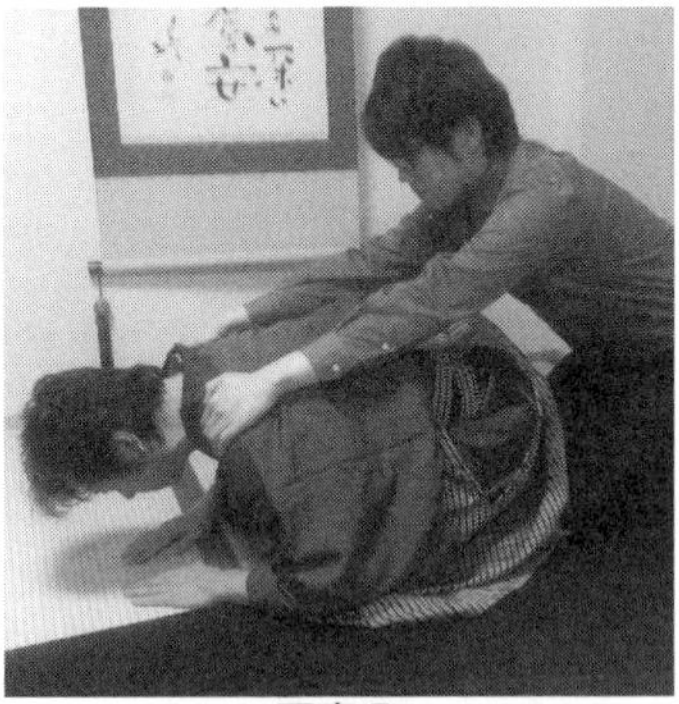

写真５

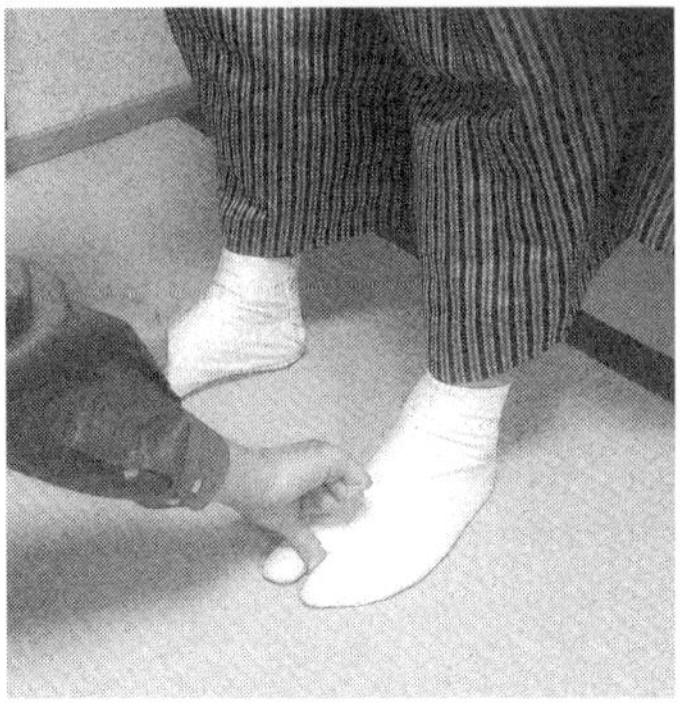

写真６

人ががめつくなるというのは恥骨が飛び出すからである。恥骨が引けると肩の力が抜けて、うなじが自然に伸びてくる。

【お辞儀のやり方】

お辞儀は首を曲げない、胸を曲げない、腰を曲げないようにする。やり方は、正坐《せいざ》（写真1参照）から腕を後ろで組んで（写真2参照）、背筋を伸ばしたまま鼠蹊部《そけいぶ》（股関節のつなぎ目）を折り曲げて恥骨を引いていく（写真3参照）。そうすると自然にお辞儀ができる。

正しいかどうかの判断は後ろで肩に手をかけてもらい、抵抗してもらう（写真4参照）。首、胸、腰を曲げると動けない。恥骨を引くと抵抗されてもお辞儀をすることができる（写真5参照）。

【立ち方――鼻緒《はなお》の意味】

良い姿勢は足裏の拇指《おやゆび》の付け根、第一蹠骨底《しょこってい》に重心を集める。踵《かかと》や小指側《がわ》に重心がいくと悪い姿勢となる。日本人はこの原理を知っていたのである。

試しに拇指と人差し指の間に指を入れて押してみてもらってほしい（写真6参照）。腰がキュッとまとまる体感がある。一本ずつ抜かれると腰が抜けるのがわかる。このことからなぜ足袋が拇指と四本の指に分かれていたのか、なぜ鼻緒があるのかがわかる。

【立ち姿勢からのお辞儀】

女性は足を閉じる、男性は拳ひとつくらいの幅をあけて平行にして立つ（写真7参照）。そこ

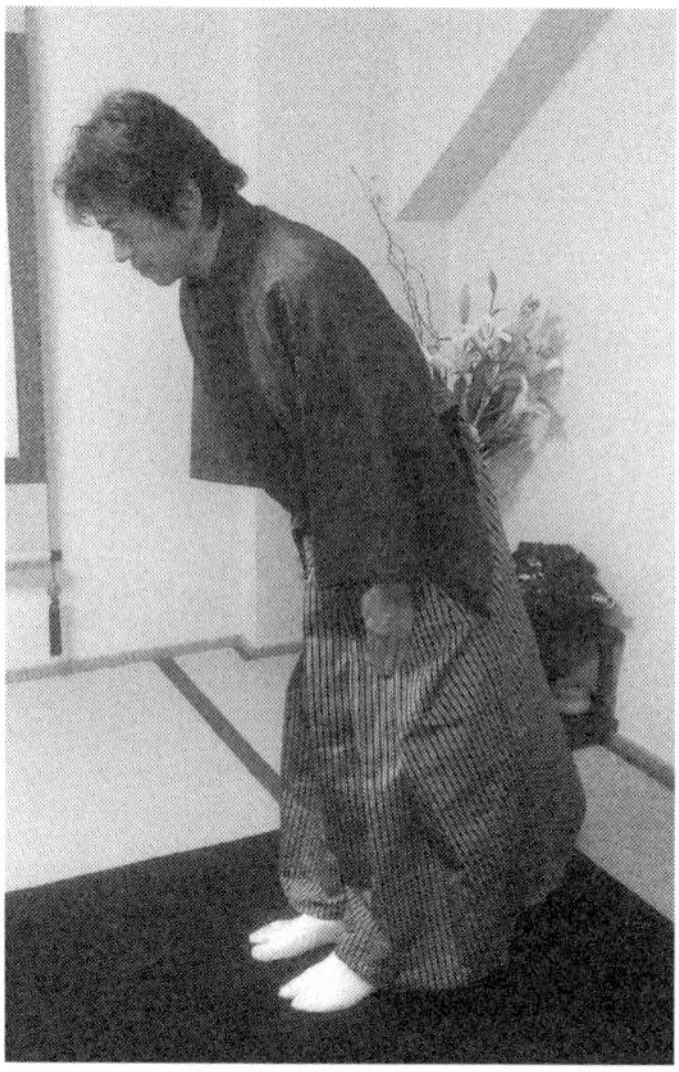
写真8

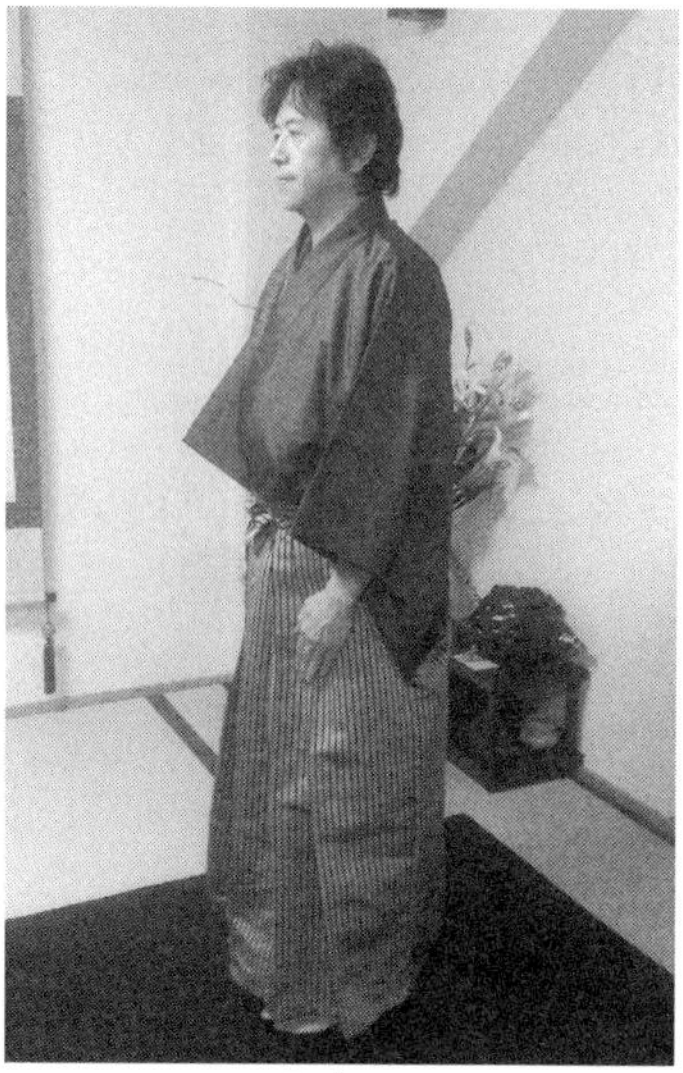
写真7

から息を吸いながら恥骨を引いていく（写真8参照）。視線は畳一枚分、頭が降りたところで息を吐き、吸いながらもとに戻していく。

常に呼吸を吸いながら動くというのが重要となる。息を吸うことで背筋が自然に伸びるからだ。

◆日本人本来の、身体の知恵を取り戻そう

現代の日本人の若者は腰の力が抜けて、老衰姿勢となっている。腰が反り、胸が開き、希望に満ちた人たちが減ってしまっているのだ。

若者が老衰姿勢を取るとどうなるか？　社会に活気や夢、希望がなくなり、国民全体の体力が落ちていく。反対に未来が明るければ、夢や希望を持ち、胸は開いて、腰は入ってくるので

ある。

なぜ、若者の腰が抜けてしまったか？　まず第一の理由は日本人の伝統的身体の振る舞いがなくなってしまったことに起因する。

日本人には元々運動、体育という概念がなかったのではないかと私は思っている。それは昔の日本人は、日常の立ち居《い》振る舞いがすべて型化《かたか》されていて（礼法や茶道《さどう》、華道《かどう》、武道《ぶどう》など）身体は生活の中で自然に鍛錬《たんれん》されていたからである。

所作《しょさ》だけではなく、腰帯・襷・鉢巻き、鼻緒がある草履《ぞうり》や下駄《げた》、足袋《たび》といったアイテムが身体を鍛《きた》える道具だったのである。それらすべてが腰を育てる、つまり息の深い状態をつくりだしていた。

明るい未来を築いていくためには、まず古来の日本人が生み出した身体の知恵を取り戻し、現代に活かすことだと思う。

日本伝統芸能と呼吸

安田《やすだ》　登《のぼる》

◆呼吸の芸能「能」

「能」は呼吸の芸能である。そういってもいいだろう。

能は今から六百年以上前に大成された芸能で、「謡《うたい》（歌）」、「舞《まい》（舞踊）」、そして「囃子《はやし》（器楽）」で行われる。その主人公（シテ）の多くは神仏や幽霊・精霊などの「この世ならざる存在」であり、そのような異界の存在を此界に招き、思う存分に謡い舞っていただくという芸能が能だ。だから能は、芸能というよりは神事や仏事、儀礼に近い。あえていえば「舞台祝典神聖劇（ワグナー）」だ。

能の習得は、技術だけに限定すれば、ピアノやバレエなどに比べれば容易である。だが、能の稽古で重要なことは、そのような技術の習得だけではなく、師匠の「息づかい」をいかに自己に取り入れるかであり、それには技術の習得とは全く違う困難さがつきまとうし、同時にきわめて長い時間に耐える力も要求される。

これを示すひとつの例として能の笛である「能管」の話をしよう。能の笛方の人から聞いた話だ。

能の楽器は数百年に渡って使われたものを継ぐことが多い。笛も同じだ。笛は竹で作られるが、丁寧に扱えば五百年、六百年もつものもある。能管の稽古を始めて、ある程度の域に進むと、師匠からひとつの笛を譲り受けることがある。

ところがこの笛、最初は全く鳴らない。譲られた時点で、吹き手もある域に達しているわけなので、鳴らないのは彼が下手だからではない。それは、その笛が師匠の息によって作られた笛であり、彼の息では笛が反応しないからなのだ。

その鳴らない笛を、それでも吹き続ける。数年、あるいは十数年吹き続けるとようやく音が鳴り始める。彼の息が師匠の息と同じになった瞬間だ。が、それは「気持ちの悪い音」だと彼はいう。師匠と同じ音がするのだ。能を大成した世阿弥は、これを「無主風」、すなわち主体性のない芸風といって嫌う。

そして、さらに吹き続けるとようやく自分の音になる。笛の内部の漆が彼の呼吸によって削られ、笛は彼の「息」のものになる。彼の息も最初にこの笛を手にしたときの息ではない。また師匠と同じ息でもない。笛とともに彼の息も変容してきたのだ。

そして、いつか彼はそれを弟子に譲る。弟子も、そして笛も同じ苦しみを味わいながら、また新たな息と新たな笛が作られていく。

このようにして一本の能管は、さまざまな吹き手の呼吸によって作られ、そして同時に吹き手の息をも変えつつ、笛としての命脈を「息」を中心として通暢《つうちょう》していくのだ。

◆息と心との関係

さて、ここで「息」という漢字に「心」がついていることに注目したい。今からおよそ三千三百年前、漢字ができたばかりの殷《いん》（商）の時代の「息」という漢字（象形文字）には、「心」がなかった（上図参照）。

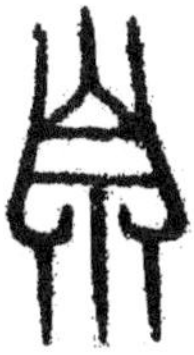

「息」を表す殷代の漢字

上部にある「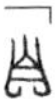（自）」は「鼻」を表す象形だ。その下にある三本の線は、鼻から出る息を表す。この三本線が「心」に変わるのはそれから数百年の後、周の時代になるのを俟《ま》たなければならない。三本線が「心」になったその時、人は呼吸と心との関係に気づいたのだろう。

呼吸を司る呼吸筋は不思議な筋肉だ。私たちは自分の意志で息を止めることができる。これは呼吸筋が随意筋、すなわち自分の意志でコントロールができる筋肉であることを示す。が、同時に意志を使っていない睡眠時にも呼吸筋は動いている。これは不随意筋としての性格だ。このような筋肉はほかにはない。

もともと呼吸筋は不随意筋であったのだろう。息を止めて遊んでいる動物などを見たことがない。人はある時それを「心」を使ってコントロールする技術を得た。それによって人は、たとえば鯨や猛獣などの大型動物を、息を合わせて猟ることができるようになった。大型獣を倒すには「せえの！」と息を合わせて、同時に槍を突き刺す作業が必要だ。大きな木を倒したり、巨岩を動かしたりするにも息を合わせること、すなわち呼吸のコントロールが要求される。それがまず息という漢字に心をつけた第一の理由だろう。

やがて人はこの逆、すなわち呼吸を使って心をコントロールすることができることにも気がついた。これが息に心がつく第二の理由だろう。

信長が桶狭間《おけはざま》の戦いの前に「人間五十年、化天のうちを比ぶれば、夢幻の如くなり」と謡い、舞ったという話は、信長の旧臣・太田牛一の著した『信長公記』に載る。

味方の十倍ほどの敵を迎え撃つ信長は、毎晩軍議を開くが雑談だけをして皆を帰した。家老の中には呆れる者もいた。が、いよいよ明日は敵がやってくるという晩、彼は黙って奥の間に入り、「人間五十年」の舞を舞って茶漬けを掻き込み、すぐに飛び出したという。

「謡《うたい》」にはストレスを吹き飛ばす力がある。謡を謡うことによって、ネガティブなエネルギーである ストレスを同量の行動エネルギーに変換することができる。敵が近づく中、信長が何もしなかったのは、自分の中のストレス度を上げていくためではなかったか。そしてたまりにたまった強大なストレスを、謡い、舞うことによって、同量の強力な行動エネルギーに変える。それがあの「人間五十年」の舞だったのだろう。

◆うたは「打つ」だ

ストレスを行動エネルギーに変えるための謡は、私たちがいま想像する歌ではない。激烈な音声を伴った激しい呼吸による「うた」だ。

しかし「能」に激烈な音声をイメージする人は少ないだろう。

明治の話をしよう。ある元旦、夏目漱石の家に門下の人たちが集まった。そのうちのひとり高浜虚子が鼓を稽古しているという話になり、漱石の謡に合わせることになった。

漱石は謡を習ってはいるが鼓と合わせたことなどない。迷惑な話だと思いながらも謡いだす。

しばらくすると虚子がやにわに大きな掛声をかけて、鼓をカンと一つ打った。鼓といっても大鼓だ。

漱石はいう。「自分は虚子がこう猛烈に来ようとは夢にも予期していなかった。元来が優美な悠長なものとばかり考えていた掛声は、まるで真剣勝負のそれのように自分の鼓膜を動かした」と。

鼓の掛声だけではない。本来は謡も真剣勝負のように謡うものなのだ。それが「うた」だ。

能は呼吸の芸能であると最初に書いたが、これは「うた」の芸能と言い換えてもいい。能で使われる打楽器、小鼓、大鼓、太鼓を叩くとは言わない。「うつ」という。唯一の管楽器である笛（能管）ですら打つように吹く。

そして、この「うつ」から発生したのが「うた」なのだ。打つように謡う、それが能の「謡」

だ。謡で打つものは、あるいは天地であり、あるいは鬼神であり、そして自他の心である。

能の呼吸とは、すなわちこの「うた」なのだ。

◆新聞破り

「謡十年」と能の稽古ではいわれる。一人前になるための年数ではない。十年くらい稽古をすれば、まあ入門程度にはなれるだろうということだ。この激烈な呼吸を伴った「うた」の稽古には長い時間が必要だ。

が、せっかくなのでこの呼吸や発声を体験していただくために「新聞紙破り」を紹介しよう（次ページ図参照）。

能の鼓の掛け声と『コインロッカー・ベイビーズ』（村上龍）からヒントを得て作ったエクササイズだ。

鼓では「ヤ」や「ハ」という掛け声を出す前に、息を一度、丹田に溜める「コミ」ということをする。十分に息を肚に溜めてから「ハ」という掛け声として爆発させるのだ。

①構える

新聞紙の上端を、利き腕とは反対の手でつかみ、自分の顔の前あたりにぶら下げるように持つ。体から力を抜き、パンチを出す利き腕を胸のあたりに自然に構える

②一度深く吐いた後に、息を吸う

③吸った息を一瞬お腹にぐっと溜める

これがコミだ。このときに「ツ」という声を

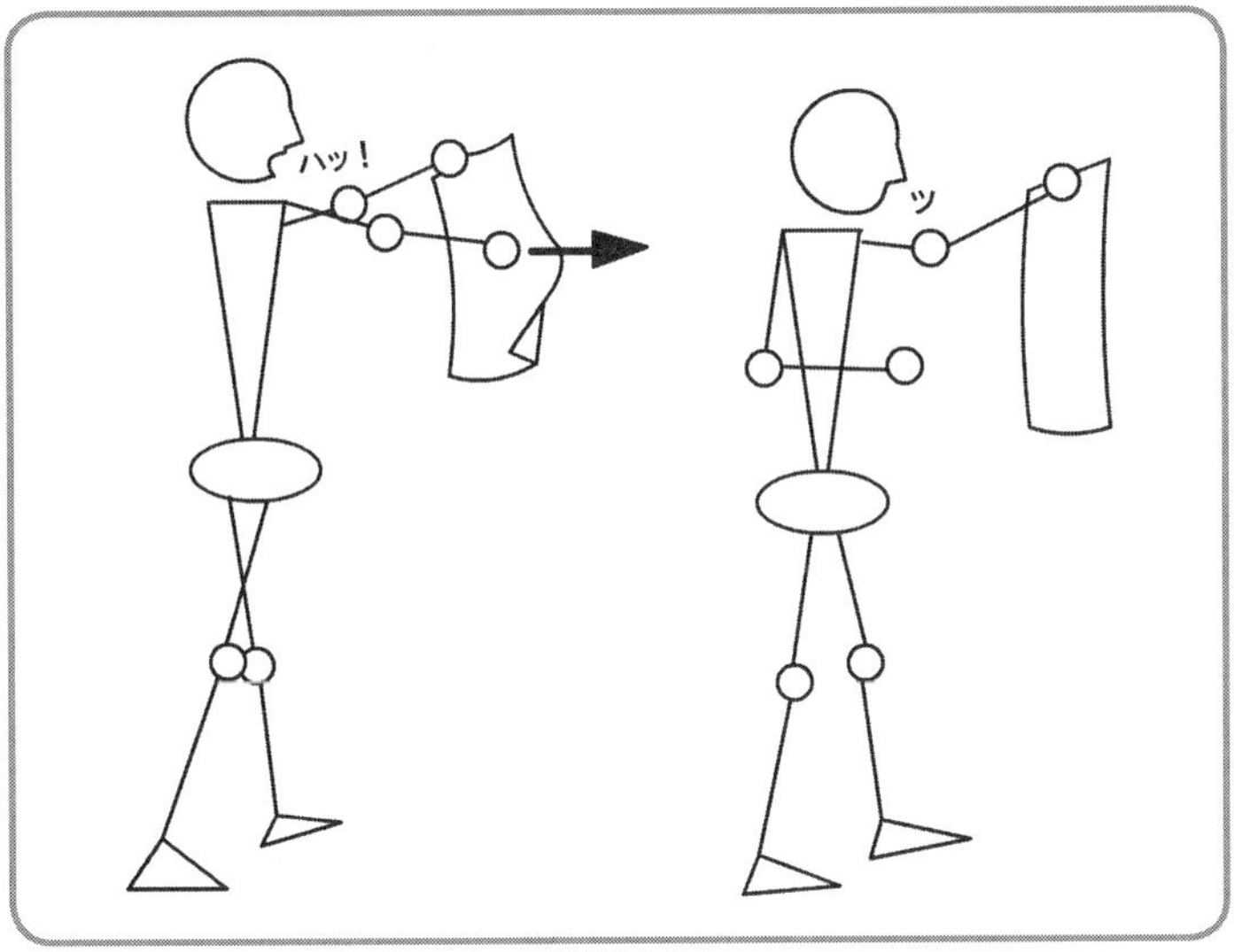

新聞破り

出してもいい。

④吐く息・声とともにこぶしで破る

「ハッ！」という大きな声とともに新聞紙に向かってこぶしをまっすぐに突き出す。うまくいくと、ちょうどこぶしの形に穴が開き、手があちら側に突き抜ける。吐く息に勢いのある声を乗せ、体の中の空気を一瞬で吐ききるつもりで行う。

最初はなかなかうまくいかないかもしれないが、一度穴があくと、あとは面白いように開く。一枚でできたら、二枚、二枚でできたら三枚と増やしていくといいだろう。ストレスを感じたら、この呼吸法を使い、ストレスを行動エネルギーに変えてしまおう。

スポーツと呼吸

藤島《ふじしま》大《だい》

◆内省的な呼吸

いまごろ雲の上の高座だろうか。

故・立川談志は、喫茶店で冷たい飲み物を頼むと、氷で量をごまかされるのが嫌で、注文の後に、よくこう言った。

「氷はいらないよ」

必勝の法があった。店の人間が息を吸う瞬間に声を出すのだ。喧嘩のコツ。それで有無をいわせぬ雰囲気はかもされる。弟子の談春がそう述べていた。

アイスコーヒーにアイスのキューブを投入させないようなことでも「呼吸」が力となるのだ。真剣勝負のスポーツにこれが関係ないはずもない。

武道なら呼吸はその中核をなす。そこから野球に応用するような例なら、しばしば、見聞きをする。

この三月に七十五歳で亡くなった「ミスターオリオンズ」榎本《えのもと》喜八《きはち》もそのひとりだ。職人的打法、優れた成績、それに、いささかの奇行で知られた名選手だ。

一九六二年（昭和三十七年）、その榎本は、師匠の荒川博に連れられ、戦前からの剣道家である羽賀準一の道場を初めて訪ね、以後、朝稽古に通うようになる。ある日、こう諭《さと》された。

「若いうちは、形ある世界の追求でいい。しかし、歳をとったら、形のない世界を追求しなさい。見えない世界というものを追求しないことには人生不満足ですよ」（『打撃の神髄　榎本喜八伝』松井浩著　講談社）

形なき世界。それは不可視ということでもあるだろう。目には見えぬ世界である。なるほど「呼吸」に形などない。榎本喜八はやがて呼吸法にのめりこみ、それによって体を整えようとして、以下のごとき境地に達したそうだ。

「骨や筋肉、それに胃や腸、肝臓などが、どこにどんなふうにあるのかわかるようになったんです。（略）体調のいい時には、体の中がまるで目に浮かぶかのようにわかるようになっちゃった」（同）

ここだけ読めばオカルト的な感じもしなくはない。でも、当事者の立場では、きっと実感なのだ。

榎本喜八のような打撃の求道者にとっての「呼吸」とは、つまり自身の内面にいつでも向かう。徹底して内省的なのである。おそらく多くの武術、武道家、アマチュアのレスラー、あるいはボクサーなども同じである。

◆チームワークの呼吸

もうひとつ、スポーツに欠かせぬ呼吸は存在する。

息を合わせる。

そう。チームワークである。

団体種目、競技において、そこにいる「個」が、別の「個」と心を合わせる。それがチームの形成の基盤をなす。最初は声からだ。運動部にありがちな「ファイト、ファイト」というような掛け声は、ただの慣習にも時に堕するが、本来は意味を有している。

人間は他者と違うから人間だ。その人間と人間が、それぞれの違いのまま「ひとつ」になるためには、どうしても具体的な声を借りなくてはならない。たとえば、「大法輪閣、ファイト」。これだけでもチームの輪郭はうっすらとできる。

チームの輪郭を濃くするには、その先の「息」が必要となる。息を合わせるのである。

スポーツの現場で息を合わせるのは、ただ意思の力では足らない。

監督が、コーチが、キャプテンが「さあ息を合わせましょう」と叫んで、みんなが「おう」と応えても、そのくらいで息は合わない。

ではどうするのか。

日常の練習で、チームとして、そのチームの構成員として「すべきこと（マスト）」と「してはならないこと（ネバー）」を峻別し、明確にし、それを実行する。

野球部の練習で、ひとつのメニューから次のメニューに移行する際、全力疾走で動く。これをマストだとする。ひとりでも緊張を欠くと誰かが歩いてしまう。すると厳しく注意される。叱られれば身に染みる。この繰り返しによって、全部員、仮に三十五人だとして、そのすべてが漏れなく全力で走りながら、続く練習の準備を始められるようになる。そのことが常識となる。環境と化す。

　こうなれば、しめたもので、もう自然に息は合ってくる。

　このあたりで「さあ息を合わせよう」とリーダーが唱えると、本当に呼吸のリズム、グラウンドにおける各部員三十五通りの「生き方のリズム」が重なり始めるのだ。

　全力疾走といえば、部員の少ない進学校ながら甲子園準優勝や四強入り、あの土佐高校を思い出す。攻守交代時の一目散のダッシュの清冽が懐かしい。

「ナンセンス。あれでは選手が疲れてしまう」

という疑問の声も当初はなくはなかった。

当時の籠尾《かごお》良雄《よしお》監督（故人）は、後年の著書で自身の反論を紹介している。

　「ふだん速く歩いている人を、ゆっくり歩かせるとかえって疲れますよ」（『全力疾走三十年』高知新聞社）

　実は呼吸を語っている。物理的ではなくチームワークという呼吸について。「ふだん」の練習から迷わず全力疾走を貫いてきたら、土佐高校ならではの生き方はチームにとっくに浸透している。まっしぐらに全力で駆けて、むしろ、そうしたほうが疲れない。考えてみれば、呼吸とはまさに生きることなのである。

◆内省とチームワーク、両者が融合した呼吸

心技体をきわめる内省的な呼吸。個と個を結びつけるチームの呼吸。そして、最後に、その両者が自然に融合するような呼吸がある。

以下の例がそうだ。

一九六八年（昭和四十三年）六月三日、ニュージーランド・ウェリントン、ラグビーの日本代表は、オールブラックス・ジュニアとぶつかった。

ラグビー王国の若手代表を向こうに、小柄な東洋人は練り上げた戦法「接近、連続、展開」で立ち向かい、二万五千観衆の前で勝利を遂げる。二十三対十九。現在も語り草の名勝負である。

この試合、左ウイングの坂田好弘《さかたよしひろ》（現・関西ラグビー協会会長）は、ひとりで四トライを挙げた。

異国の歓喜から三十数年後、本人にインタビューすると、遠くのほうを見る視線のままつぶやいた。

「自分が吸っていると他の十四人も吸っている。吐くと、みんなも吐いている。それが八十分間、ずっと続いた。あんな経験、後にも先にも初めてだった」

呼吸である。

十五人が肉弾戦と展開戦に散開を繰り返す。攻守、入り乱れ、スクラムやタックルに体を張る。そんなラグビーのような競技の国際試合で全員の「吸う。吐く」が乱れなく揃う。安易に使いたくない言葉ではあるが、これはやはり

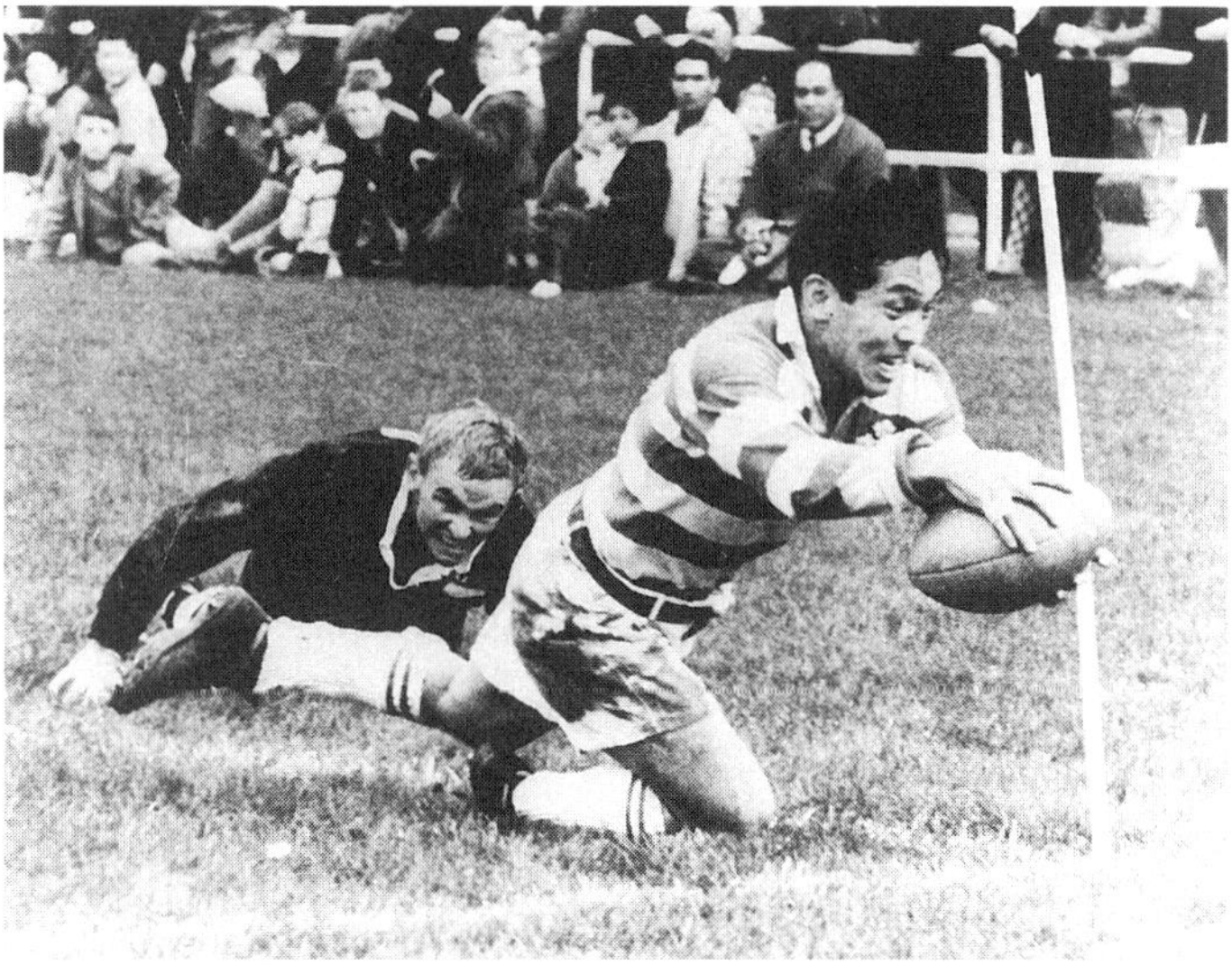

「空飛ぶウィング」とも呼ばれた坂田好弘氏

「極致」なのではあるまいか。

この日本代表は、先人があれほどあこがれた強豪国への初遠征という大義と使命をたたえていた。知と熱の人、大西鐵之祐《おおにしてつのすけ》は監督に就任するや、創造と実証の猛然たる精神で、選手たちに「大きな外国人に勝つための戦法」を叩き込んだ。

大枠の理論をくっきりと掲げ、それを遂行するための「個」を鍛錬する。その過程では、榎本喜八にも通ずる心技体の追求が行われた。スクラムでの八人一体の鋭い当たりには呼吸法も関係してくる。

グラウンドでの「すべきこと」と「してはならないこと」は明確だった。日本人ならではの巧緻性《こうちせい》、スタミナ、加えて、チームへの帰属意識が醸成された場合にのみ闘争できる民族性、それらの研究により導かれた独自の方法が、チームの「生き方」へと昇華された。

やや長くなったが、そうした過程を経なくては、坂田好弘の語るような稀有な体験はありえなかった。

あの決戦の前、のちにニュージーランドに「サカタ」という名の競走馬を登場させた日本の快足は、宿舎のホテルの洗面場にいた。

「白いハンカチを洗って、その場できれいに伸ばして干す。汚れていたわけではありません。ともかくそうしたかったんです。それまでそんなことをしたことなどなかったのにね」

内省だ。

おそらく別の部屋の別の選手も同じような心境だった。

警察のバイクの先導で日本代表を乗せたバスは会場へ向かった。

「信号が赤でも通してくれるんだ」

おおむね記憶はそこまでである。あとは無我夢中だった。

午後二時三十分。キックオフ。白いハンカチを洗った男は、本当に白く透明になった。全員がそうだった。すると呼吸が揃った。

自分が吸うと、みんなも吸う。吐いたら、みんなも吐いた。意地悪に科学の計測を施したら完全に同時のはずもあるまい。しかし内省の息と内省の息が周到な準備と信念によりつながったのは確かだった。それがスポーツの呼吸なのである。

（敬称略）

現代人と呼吸

打越《うちこし》　暁《あきら》

◆悲鳴を上げる呼吸

最近、何となく息苦しさを感じるという患者さんが多い。大抵そのような患者さんの呼吸は浅く早い。明らかに肩で呼吸をし、身体が緊張で強張《こわば》っている。特に診察や検査をしても医学的な異常は見当たらない。心配なものはないですよ、と安心させようと声をかけても、患者さんはいかにも辛《つら》そうである。日頃どんな呼吸をしたら良いのですか、と質問されることもある。呼吸という人間にとって極めて自然な生理機能が、どうしたら良いのか分らなくなるとは、困った事態である。

普段呼吸はあまり意識されない。意識されなくとも有難いことに、脳の呼吸中枢と自律神経がその時の状況に合わせて上手に調整してくれている。しかしひとたびバランスが崩れると、呼吸は乱れ、そして強く意識化されていく。強く意識化された呼吸の乱れは、さらなる不安を呼び、やがてこころと身体がへとへとに疲れ果てていく。

突然呼吸が激しく乱れ、パニックに陥る若い女性。

就寝中無意識のうちに何度も呼吸が止まり、日々疲れがたまっていく中年男性。

一口に呼吸の乱れと言ってもさまざまな病態があるのだが、過労やストレスにうまく対応できず、自律神経のバランスを崩してしまい、呼吸の乱れとなって表出している例が、確実に増えているようだ。

呼吸は、身体からの声、大事なメッセージである。また呼吸は、日本語で息とも言う。息は自らの心、呼吸はこころの反映である。悲鳴をあげてしまったら、しっかり向き合うべきだろう。いやそれより前に、日頃より呼吸という最も身近な機能を大切に扱うべきだと思う。そんな時、呼吸法は大きな力になる。

◆呼吸法を身につける

どうしたらこのような呼吸の乱れを和らげられるか、外来で教えられる良い呼吸の仕方とはなにか、と考えてきた。これまで多くの先人が様々な呼吸法を提唱している。それらの先人の智慧を参考にしない手はない。

呼吸法のルーツは、諸説あるようだが、やはりお釈迦さんの呼吸に行きつくのではなかろうか。苦行の果てに菩提樹の下で行った、呼息吸息を味わう静謐《せいひつ》な呼吸法。仏教では悟りと呼吸法は密接に関係がありそうだ。仏教成立以前、日本古来の神道はもちろん、インド、ヨーガ哲学なども、呼吸法の流れに深く影響している。また中国の老子や荘子といった道教思想でも、気の流れを意識した呼吸法を重視していて、その影響も強い。丹田《たんでん》という場を意識したり、呼吸法を健康長寿と結び付けているのも老荘思想の特徴といえるだろう。

日本で一番呼吸法に力を入れたのは禅の世界、中でも江戸中期に活躍した白隠《はくいん》の影響は大きく、『夜船閑話《やせんかんな》』に見られる内観や丹田呼吸法は、その後の多くの呼吸法に影響を与えている。呼吸法の目的は、悟りのため、心身の鍛錬のため、そして健康のためと、時代によって様々な変遷はあるが、現代までその流れが切れることはない。

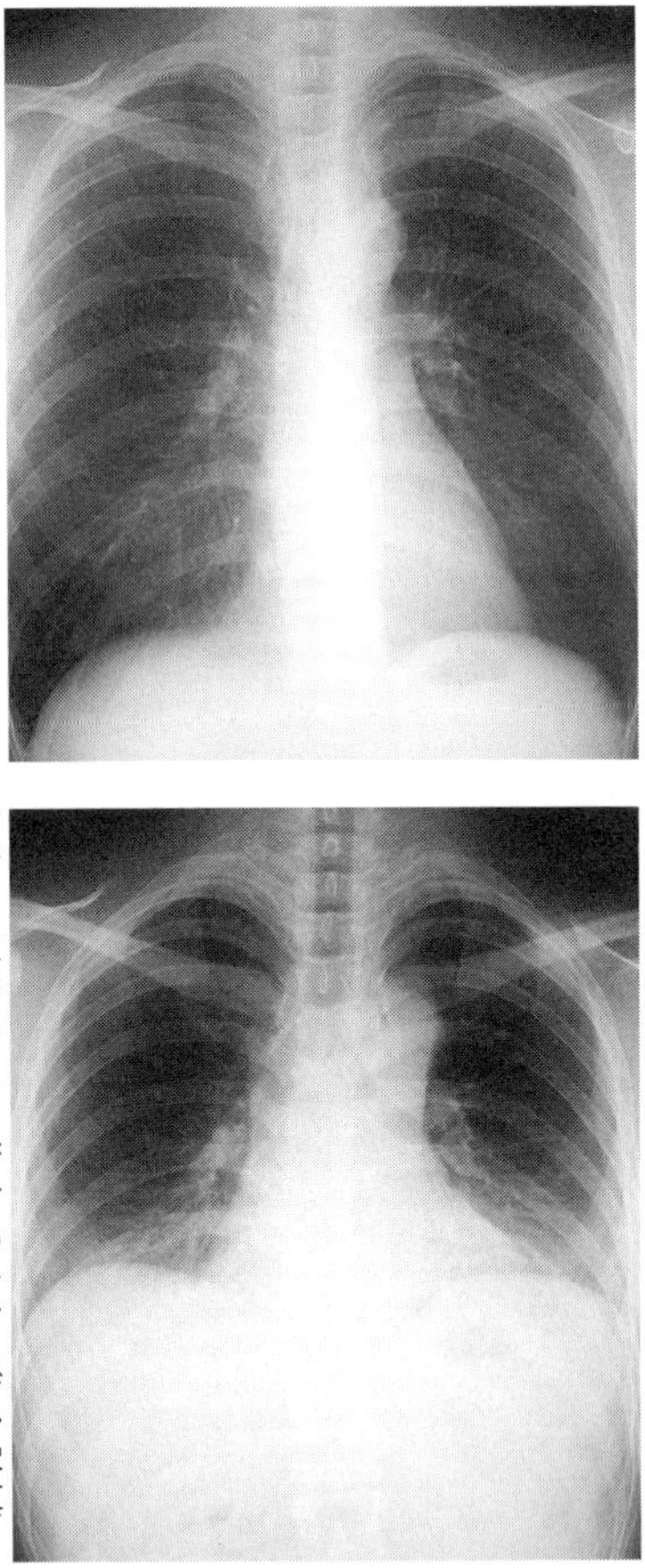
丹田呼吸法での息を吸ったとき（上）と吐いたとき（下）のレントゲン写真

私自身これまで、坐禅を体験し、様々な呼吸法教室で実際に呼吸法を体験してきたが、それぞれ細かな功法の違いがあるものの、意

外に多くの共通点があると考えられた。ポイントは、

①吸うよりも吐くことを重視すること
②お腹を意識すること（上虚下実《じょうきょかじつ》）
③口呼吸よりも鼻呼吸を重視すること
④呼と吸のリズムを一定時間繰り返すこと
⑤気やエネルギーの流れを感じながら行うこと

などである。あまり難しいことを考えずに、まずこの五つのポイントを意識して呼吸をしてみてほしい。まず鼻か、すぼめた口で息を長く吐いていく、その際お腹を凹《へこ》ましていく。吐き切ったら息をお腹の中心、丹田にエネルギーが満ちるかのごとくイメージして吸っていく。これを五分から十分でもやるといい。はじめは十秒吐いて、三秒で吸って、一秒止める（力まずに）、など時間を区切ると良い。慣れてくれば吐く時間を長くしていく。呼吸法の熟練者は数十秒以上息が伸びてくる。

あくまで健康法として考えた時、呼吸法をやる時間はけして長くなくて良い。あまり無理して長くやろうとすると、飽きてくる。飽きると長続きしないから健康法にはならない。こころと身体を開放するための呼吸法が、けして苦行になってはいけない。

◆呼吸法は何に効くか

呼吸器の専門医なので、必ず呼吸法の効果に対する医学的根拠を聞かれる。呼吸法は本当に

身体にいいのか、気休めではないのか、と。何百年何千年も続いている健康法の王道に対して、理屈をこねるのはあまり意味があるとは思わないが、二つの理論を信頼している。有田秀穂《ありたひでほ》氏のセロトニン理論と、安保徹《あぼとおる》氏の自律神経理論である。

有田氏のセロトニン理論とは、呼吸法のような一定のリズム運動を繰り返すことで脳内のセロトニンというホルモンが多く分泌され、集中力のあるリラックス状態を作り出すというもの。セロトニンを分泌するセロトニン神経は、不安やストレスに関係するノルアドレナリン神経や、快、不快、欲望と関係するドパミン神経を抑制する働きがある。そのため一定時間リズムを繰り返す呼吸法が、不安や恐れのない、穏やかな精神状態に導く。呼吸法はこころに効くのだ。

また安保氏の自律神経理論とは、自律神経と免疫の関係を説いたもので、副交感神経刺激が、血液のリンパ球という免疫細胞を増やし、免疫力をアップさせるというもの。呼吸の場合、吐く行為によって、副交感神経が刺激される。つまり呼吸法で息を長くゆっくり吐くことで、副交感刺激から免疫を賦活《ふかつ》させるということだ。呼吸法は免疫に効く。

さらに、呼吸法における酸素の効果や腹圧による血液循環への影響など、いまだ理論的な根拠は不十分なものの、その意味は大きいものと推測している。

◆呼吸を信じるという事

こころや身体が疲れ果てている時、精神力で立ち直るのは難しい。しかし呼吸とこころや身体はつながっている。ならば呼吸という最も身近で強力な機能を利用して、もとのバランスを戻していくのが良い。すぐに、劇的に、スパっと、とはいかないかもしれない。しかし呼吸を信じ、自分の身体を信じ、時間をかけて呼吸法を実践していくうちに、不安や恐れで縮こまった呼吸が、やがて意識せずとも深くゆったりしていくことを実感する。何より呼吸という強い支えの存在を確信すると、人はすごく安心できる。現代に蔓延する慢性的な不安、恐れという病巣の中で、呼吸法への期待は大きい。

長い人生は、呼吸の呼と吸のリズムのようなもの。時に息苦しい時やスムーズに行かないこともあるだろう。しかし慌《あわ》てることはない。呼の後には必ず吸が来る。吸の後には必ず呼が来る。呼も吸も人が生きる上で欠かせない大切な一瞬一瞬。そもそも呼吸に良いも悪いもない。あるのは今ここの呼吸だけ。その時々の呼吸の変化に耳を傾け、呼吸法で戻してあげればよい。

現代人は、呼吸という大きな機能を、もっと信頼していいと思う。それはお釈迦さんをはじめ、多くの先人が示してくれていることである。

第三部

仏教の呼吸法

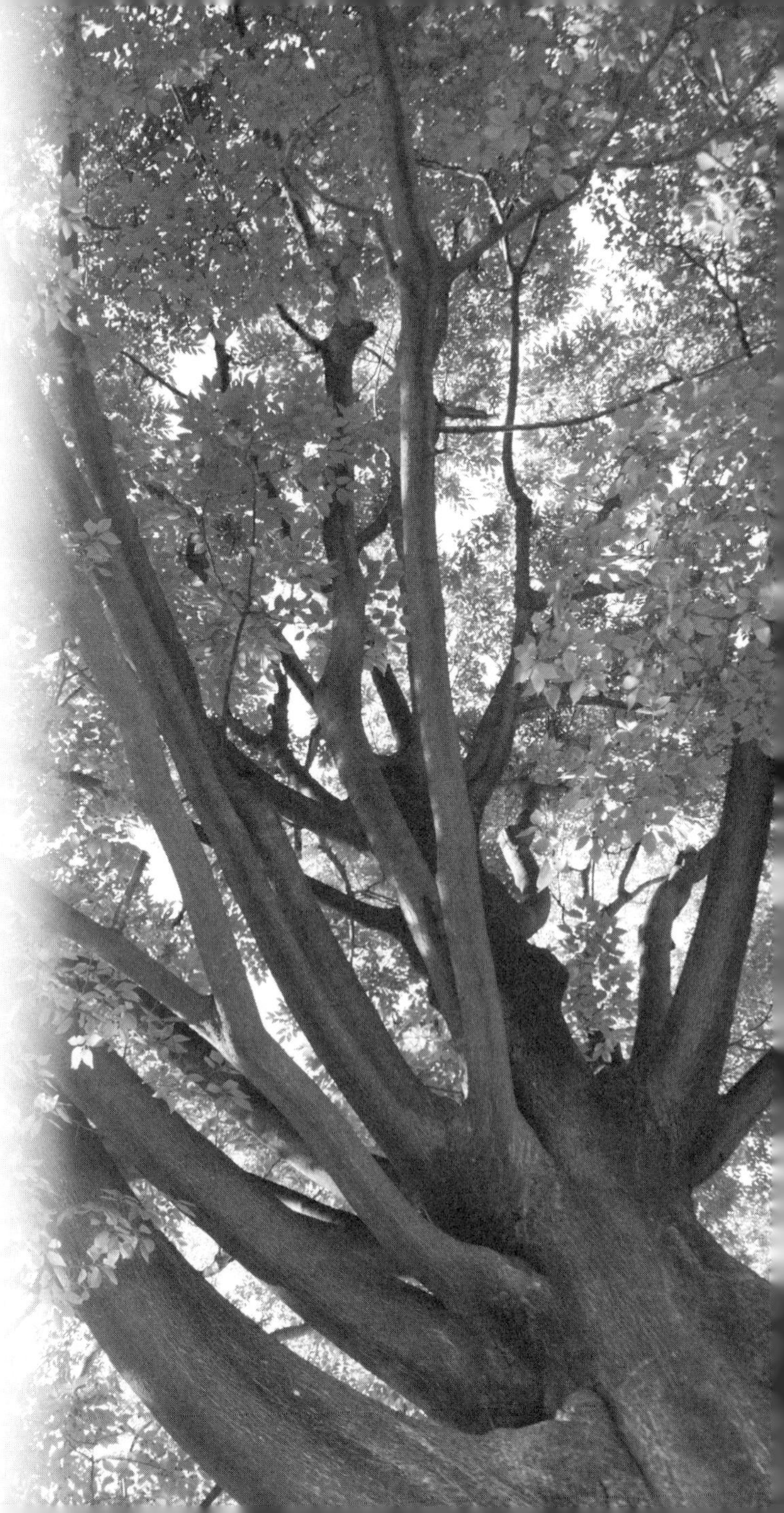

坐《ざ》禅《ぜん》の数《す》息《そく》観《かん》とは

住谷《すみたに》 瓜頂《うじょう》

◆不思議な呼吸の力

いつものことながら昨年のプロ野球日本シリーズでは、またテレビに釘付けになってしまった。

両者互角で迎えた最終決戦は、序盤からはらはらのし通しだった。

両軍投手ともに、打者一人一人を打ち取るごとに大きな息づかいをし、あと一人という時はひときわ大きな深呼吸をしていた。多分、どの投手も深呼吸をすることによって気持ちの動揺を抑《おさ》え、ひたすら精神集中をしようとしていたのだろう。

読者の皆さんも、一度大きく深呼吸をしてみてほしい。

このように大きく深呼吸をすると、自然と気持ちが落ち着いてくる。実は、深呼吸には私たちの昂揚《こうよう》した気持ちを一転リラックスさせ、心機一転の境地にさせてくれる不思議な力が秘められているのだ。普段、気にも留《と》めない呼吸であるが、その方法が正しければ時に応じて様々な効果をもたらしてくれることが分かる。

であるならば、折角のこの効果を見逃す手はないだろう。

私たちの日常は、寝ている時以外は立っているか、坐っているか、動き回っているかの四つのいずれかである。禅宗ではこれを「行住坐臥《ぎょうじゅうざが》の四威儀《しいぎ》」といってそれぞれの時に応じた正しいあるべき姿を求めるが、この内、坐っている時がもっとも気分が落ち着くのだ。

そこで、坐ることによって精神集中をし自己を見つめる方法（「内観《ないかん》」の一種）として誕生したのが「坐禅」である。

慌《あわ》ただしい毎日、ともすれば周囲に振り回されて自己を見失いがちになる。もとより、静かに自己を見つめるゆとりなどないという人もいるだろう。しかしそれだからこそ、意識的にそうした時間を作ることが大切なのだ。

◆「坐禅」に挑戦してみよう

では、早速「坐禅」に挑戦してみよう。

坐禅は「調身《ちょうしん》」、「調息《ちょうそく》」、「調心《ちょうしん》」の三つが欠かせず、どれが欠けても坐禅は完成しない。

【一、調身《ちょうしん》……身体を整《ととの》える】

はじめに「調身」、つまり身体《からだ》を整えることから始める。

坐禅を行うには、食後すぐの時間帯は避け、

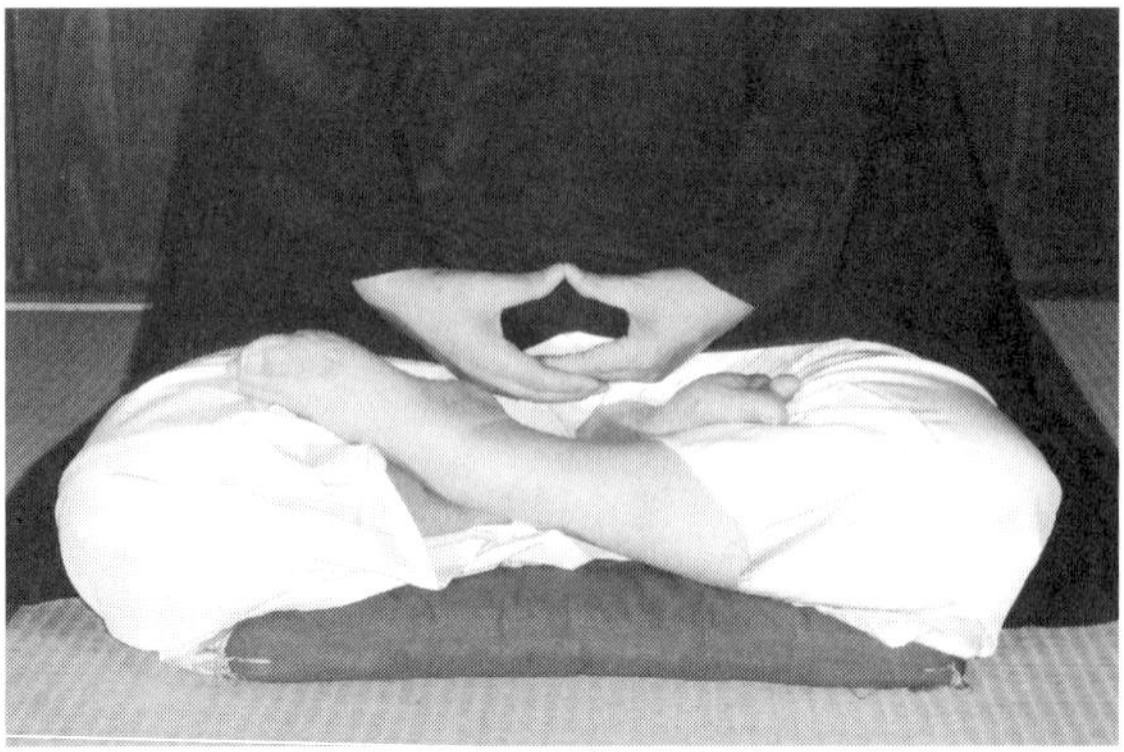
写真1　結跏趺坐と法界定印

邪魔が入らない、静かな場所を選ぶ。家族や仲間と共に行う時は私語を慎《つつし》み、お互い気持ちを引き締めてとりかかろう。

服装は普段着の着慣れたものを着用し、靴下は脱ぐ。

坐禅をするには、「結跏趺坐《けっかふざ》」（写真1参照）という独特の坐り方を習得する必要がある。初めての方は難しいことと思われるが、結局この方法が最も適しているのでぜひ練習していただきたい。

座布団を二枚用意する。一枚は普通に敷き、もう一枚は二つ折りにして先の座布団の上に乗せる。気持ちを引き締め合掌をしてから、この二つ折りした座布団の上にお尻が乗るようにあぐらをかく要領で坐る。

次いで右足首を左の太ももの付け根に引っ張り上げ、乗せる。さらに左足首を右太ももの上に乗せる。これが結跏趺坐という坐り方で、足はこの逆でも構わない。

あぐら坐《ずわ》りが出来ない方は正坐《せいざ》でもよく、またどうしても足が乗せられない方は「半跏趺《はんかふ》坐《ざ》」といって、片方の足だけでも構わない。

足を組み終えたら、次は両手を落ち着かせ

る。

組んだ両足の踵《かかと》の上に、右手の掌《たなごころ》を上にし、その上に同じく左手の掌を軽く乗せ、最後に両手の親指を軽くつきあわせる。この手の組み形を「法界定印《ほっかいじょういん》」（写真1参照）という。

こうして全身が落ち着いたら、背筋をピンと垂直に伸ばすように立てる。よく「自分の体が富士山にでもなったつもりで、どっしりと落ち着いて坐れ」といわれる。このため、意識的に「丹田《たんでん》（「気海《きかい》」ともいう）」と呼ばれるお臍《へそ》の下約四～五センチほどのところに気持ちを集中する。この時、顎《あご》が上に向きがちなので、ぐっと下に引く。歯は力を入れずに噛《か》み合わせ、舌は上の歯ぐきに添《そ》えるようにする。こうすると唾《つば》も出にくくなる。また、目は半眼《はんがん》にして視点は一メートルほど前に置く。

坐禅の形（写真2参照）はこれで整った

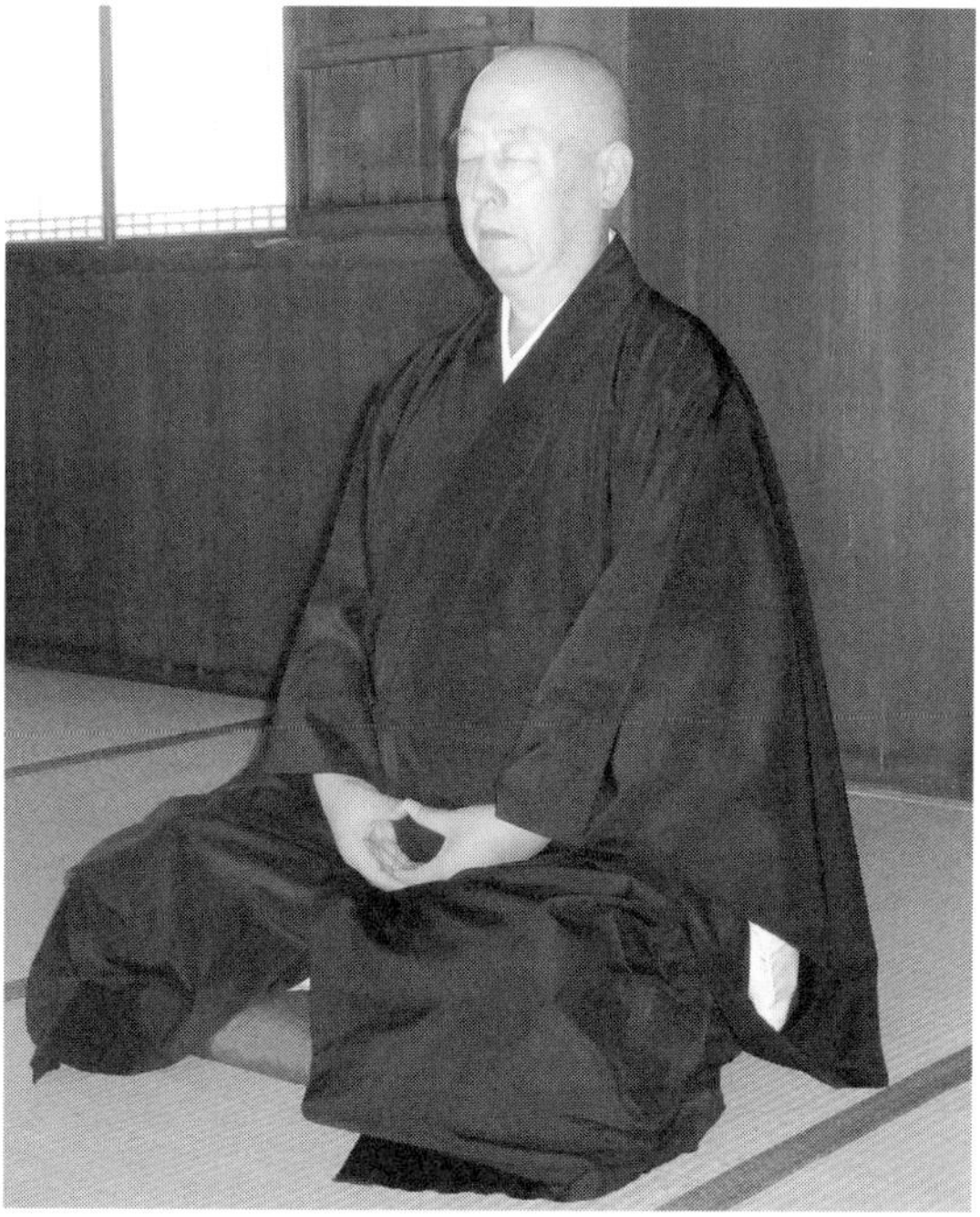

写真2　坐禅の形（筆者実演）

が、この体勢を持続させることが大切である。長続き出来るように、足を組んだままで前後左右に身体をゆっくりと揺すり、体全体を安定させる。

以上で、坐禅の第一段階である「身体」の形が整った。

【二、調息《ちょうそく》……「数息観《すそくかん》」で息を整える】

次に、「息」を整える動作に入る。

私たちは普通、呼吸を意識的に行うことはない。しかし坐禅では意識的に「数息観」という呼吸法を用いる。

先ず、深呼吸から始める。大きく息を吸い込み、その息をゆっくりと吐ききる。息を吐ききると、自然と次の呼吸のために息を吸い込むことになる。こうして自然と呼吸が長く意識的に続けられる。

大事なことは、吸う息より吐く息のほうに力を入れることである。しかも、より意識的に息を吐くようにして、「ひと〜つ」、「ふた〜つ」と数えながら呼吸をする。十まで数えたらまた一から始め、自然とこの呼吸法が身につくように繰り返す。

音もせず、停滞《ていたい》することもなく、粗《あら》くもなく、息の出入りが綿々《めんめん》とし、呼吸をしているかどうか分からないのが一番良い呼吸だといわれる。こうなればしめたもので、自然と集中心が高まるのである。

数息観が、坐禅や健康法に欠かせない呼吸法として推奨《すいしょう》されてきた所以《ゆえん》である。

ただ、初めのうちは坐禅の形にこだわりすぎ、足が痛い、唾が出てくる、などといったことに邪魔をされ、呼吸のことに気を配ることなど出来ないだろう。

「習うより慣れろ」のことわざ通り、あきらめずにひたすら挑戦し、自分のものとしていただきたい。

【三、調心《ちょうしん》……心を整える】

いよいよ「調心」に取り組む。

全てのとらわれから心を解放し、真実の自己、生まれながらに具《そな》えている本来の私自身（これを禅宗では「仏性《ぶっしょう》」と呼ぶ）を見つけることを調心といっている。

ところが、自己の弱さを思い知らされることになる。予想だにしなかった想いが後から後からと浮かび出て、心の解放どころではないのだ。これこそが妄想《もうそう》（仏教用語としては「もうぞう」とも読む）といわれるものである。

人間は「臭皮袋《しゅうひたい》」と呼ばれる煩悩《ぼんのう》のかたまりだけに当然と言えば当然で、釈尊も、

「心《しん》なお畏《おそ》るべきこと毒蛇《どくじゃ》、悪獣《あくじゅう》、怨賊《おんぞく》よりも甚《はなはだ》し」（『遺教経《ゆいきょうぎょう》』）

と述べられている。また、古人は「莫妄想《まくもうぞう》（妄想すること莫《なか》れ）」と強く戒《いまし》められた。

そこで、この妄想こそが真実の自己を曖昧《あいまい》にしている正体だと思い定め、すべてをかなぐり捨て無心《むしん》の境地になるように立ち向かう。一旦《いったん》坐ったら、仕事も家族も、とにかく何も考えない。この何も考えない境地のなかにこそ自己本来の境地があると思って、ひたすら坐禅に集中するのである。

しかし、無心の境地に至ることは一朝一夕《いっちょういっせき》では到達できない。他人の唾を飲み込む音、鳥の鳴き声、救急車のサイレンの音などで、たびたび集中心が遮《さえぎ》られる。あるいは、いつの間にか睡魔に襲われうとうととする始末である。

このため、何か手立てがあったほうが集中しやすいだろう。

臨済宗《りんざいしゅう》、黄檗宗《おうばくしゅう》ではその一助《いちじょ》として、「公案《こうあん》」というものを用いる。公案はいわば精神集中をし、悟りへ導くための課題である。しかし、初心者の方には難しいことであるから、例えば優れた祖師方の教えに集中してみよう。

臨済禅開祖の臨済義玄禅師《りんざいぎげんぜんじ》は、

「赤肉団上《しゃくにくだんじょう》に一無位《いちむい》の真人《しんにん》有り。常に汝《なんじ》ら諸人《しょにん》の面門《めんもん》より出入《しゅつにゅう》す。未《いま》だ証拠《しょうこ》せざるものは看《み》よ看よ。（私たちの身体から悟りを得た一無位の真人＝仏性が出入りしている。それが未だ確認できん者はしっかりと見なさい）」

（『臨済録《りんざいろく》』）

と、また、曹洞宗《そうとうしゅう》の祖師である道元《どうげん》禅師は、

「非思量底《ひしりょうてい》を思量せよ。（何も想わないというところが自己であるからそこを想いなさい）」

と導いてくださっている。

「仏性」とは何か、真の自己とは何か、真正面から向き合い集中してみよう。

蚊が飛んでこようが、雷が鳴ろうが、何が起ころうとも泰然自若《たいぜんじじゃく》の境地でいられるようになるまでがんばり続けるのである。

◆休憩《きゅうけい》と坐禅の終え方

坐禅は、初めのうちは無理をせず、十〜十五分程度で打ち切り、五分ほど休憩してまた始めるのが良いだろう。

休憩をする時は、合掌をし、ゆっくりと足を伸ばし痛みがやわらぐまで安静にする。この時間帯は、坐禅の余韻《よいん》を持続することが大切だが、足が痛い時などはゆっくりと歩くのも良いだろう。この時は、「叉手当胸《しゃしゅとうきょう》」（写真3参照）といい、手が遊ばないように片方の手でもう一方の手を軽く覆《おお》い、胸の前で落ち着かせる。

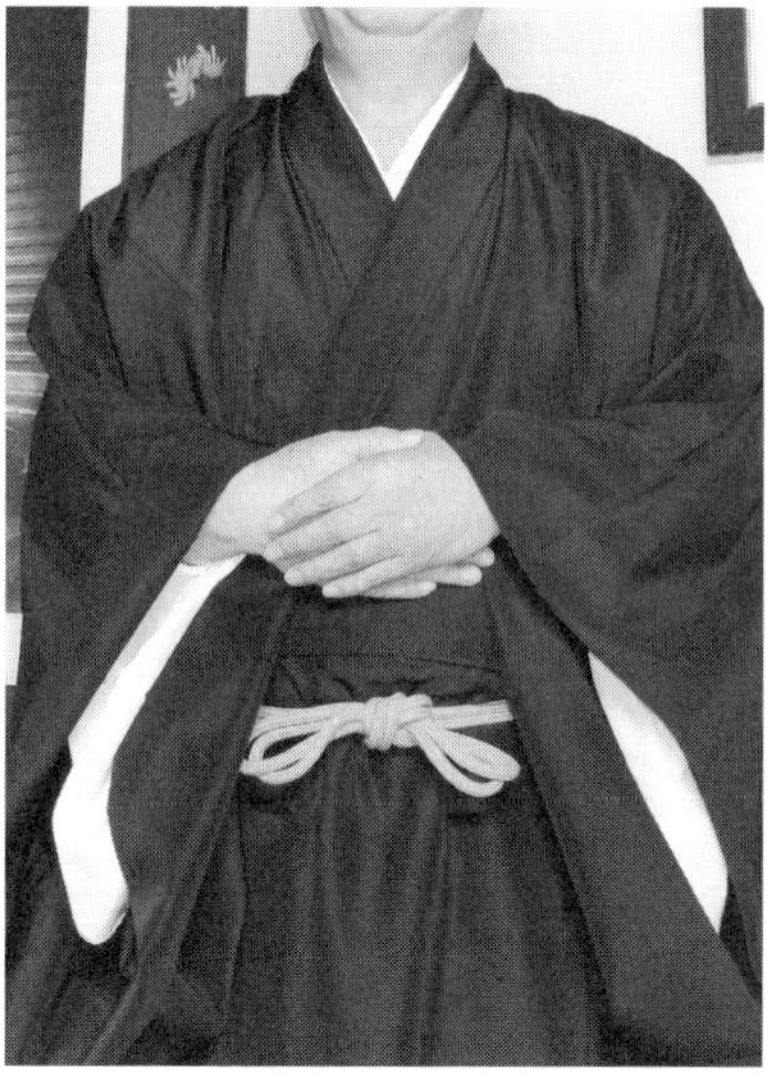
写真３　叉手当胸

そのまま坐禅を終える時は、解放された気持ちの緩《ゆる》みから騒がしい音を立てたり声を出したりする人がいるが、この時はまだ坐禅での感慨《かんがい》をふりかえる時間帯である。坐禅が完全に終了するのは、坐禅の部屋を出た時であると心得よう。

なお、一人で独習《どくしゅう》するには限界があるので、専門の指導者がいる坐禅会に参禅することをお奨めする。そこでは、さらにいくつかの約束事や専門語が使われるが、基本はここに記したことがほとんどである。

一休《いっきゅう》禅師は、

一寸《いっすん》の線香《せんこう》　一寸《いっすん》の佛《ほとけ》
寸々《すんずん》積《つ》み成《な》す丈六《じょうろく》の身《み》
三十二《さんじゅうに》相八十種好《そうはちじゅっしゅこう》

と詠《よ》まれ、

〝一寸《ちょっと》坐る間だけでも、人間が本来持っている仏性という本質は現《あらわ》れる。毎日積み重ねると、ついには仏の相《そう》が自然にそなわってくる〟

と教えてくださっている。

「継続こそ力なり」と心得、ぜひ坐禅を続けていただきたい。

天台小止観の調息法とは
天《てん》台《だい》小《しょう》止《し》観《かん》の調《ちょう》息《そく》法《ほう》とは

影山《かげやま》 教俊《きょうしゅん》

現代ほどヨーガやヴィパッサナーなどの瞑想技術（Meditation Technique）《メディテーション テクニック》が注目されている時代はない。それは私たちがきわめて情報化された社会の中で、心身分離が起こり、それによって生ずるストレス解消の技術として、高く評価されているからだ。

現代社会に蔓延する糖尿病、脂質《ししつ》異常症、高血圧・高尿酸血症などの生活習慣病の原因がストレスであるとは医学の見解である。それらは高ストレスによって感情が抑圧されて生じるためにストレス疾患《しっかん》と呼ばれる。悲しいと胃酸の分泌《ぶんぴつ》が抑制されて食欲がなくなり、怒ると血圧が上がり心拍数が増えるのは情動の反応による。

瞑想技術が高く評価される理由は、この情動をコントロールして分離した心身を統一できるからだ。心理的には競い合う感情の達成型から、いまを受け入れ感情の波立ちが静まる受容型へと変化する。

◆瞑想技術としての『天台小止観』

このような観点から「天台小止観の調息法」を解説しよう。天台智顗大師《てんだいちぎだいし》（六世紀、中国天台宗の開祖）は、止観業《ごう》という瞑想技術によって情動をコントロールする方法を現代に伝えている。文献的には、天台智顗大師の著書『摩訶《まか》止観』『天台小止観』に見える修行法で、「止と観の技術」のことである。

この両書は仏道修行を代表する坐禅の理論と実際を解説する指導書で、仏教史上これほど精密に整理され体系づけられた坐禅儀は類をみない。とくに瞑想技術とその実際は『天台小止観』の解説にしたがい、瞑想による心の進化を知るには『摩訶止観』の解説にしたがうほど重要なものである。

さらに修行法の系譜にしたがえば、日本仏教の母山である日本天台宗の延暦寺《えんりゃくじ》につながり、この両書を経由してインド禅（『禅門修《しゅ》証《しょう》』）へと遡《さかのぼ》る修行法でもある。

◆瞑想技術の現代的な定義について

ここで心身統一という心と身体の反応から瞑想を定義すれば、それは情動をコントロールする技術である。伝統的な仏教用語を用いれば、止観業は「止と観の技術」によって、意思《いし》（マナス）の上に「観《み》る自分と観られる自分の関係」（識別《しきべつ》・ヴィジュニャーナ）の状態を誘導することが目的である。その状態を禅那《ぜんな》（ディヤーナ）と呼び、静慮《じょうりょ》と訳される。一般的にいう瞑想のことである。坐禅（禅瞑想）とは「坐って禅那になる」ことを意味する。

この禅那を誘導する技術が止と観である。さらにこの止と観の技術を臨機応変に応用すること（止観双用《そうゆう》）で禅那が深化すると、「観る自分と観られる自分の関係」が統一された境地である三昧《さんまい》（サマーディ）が誘導される。これが禅三昧の境地で、天台大師の修行目的である。

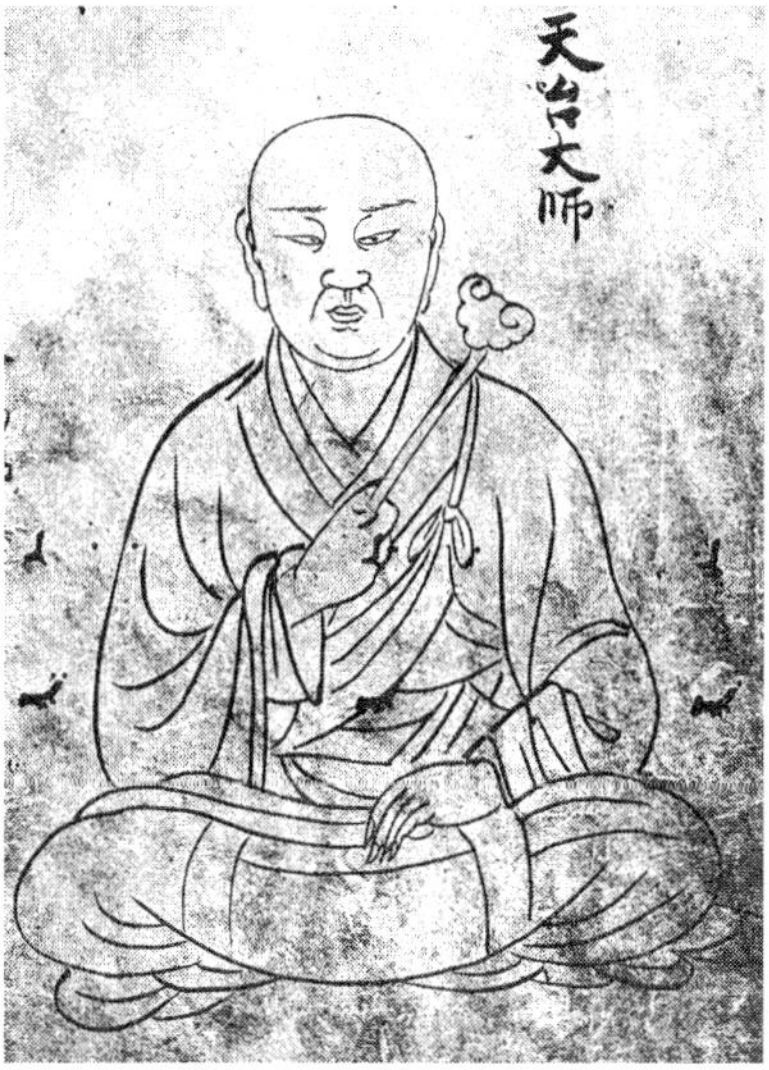

天台智顗大師

通常、私たちの意識は、意思（マナス）の鏡に映る事象を心素《しんそ》（チッタ）の記憶の連鎖によって生ずる観念的な認識である。この記憶の連鎖によって執着が生じて意思の鏡が波立つ、これが煩悩《ぼんのう》（クレーシャ）である。この波立ちを静めるために、止と観の技術が応用されるのである（次ページ上段の図を参照）。

まず止の技術によって、「意識を身体的要素に集中」して感情の動きをコントロールする。すると禅那が誘導され、自分が自分の身体感覚を意識化することによって暫《しばら》くは感情の波立ちをコントロールできる。しかし、そのうちに雑念が浮かんで禅那が乱れはじめる。続いてこの乱れた禅那を改善するために、観の技術によっ

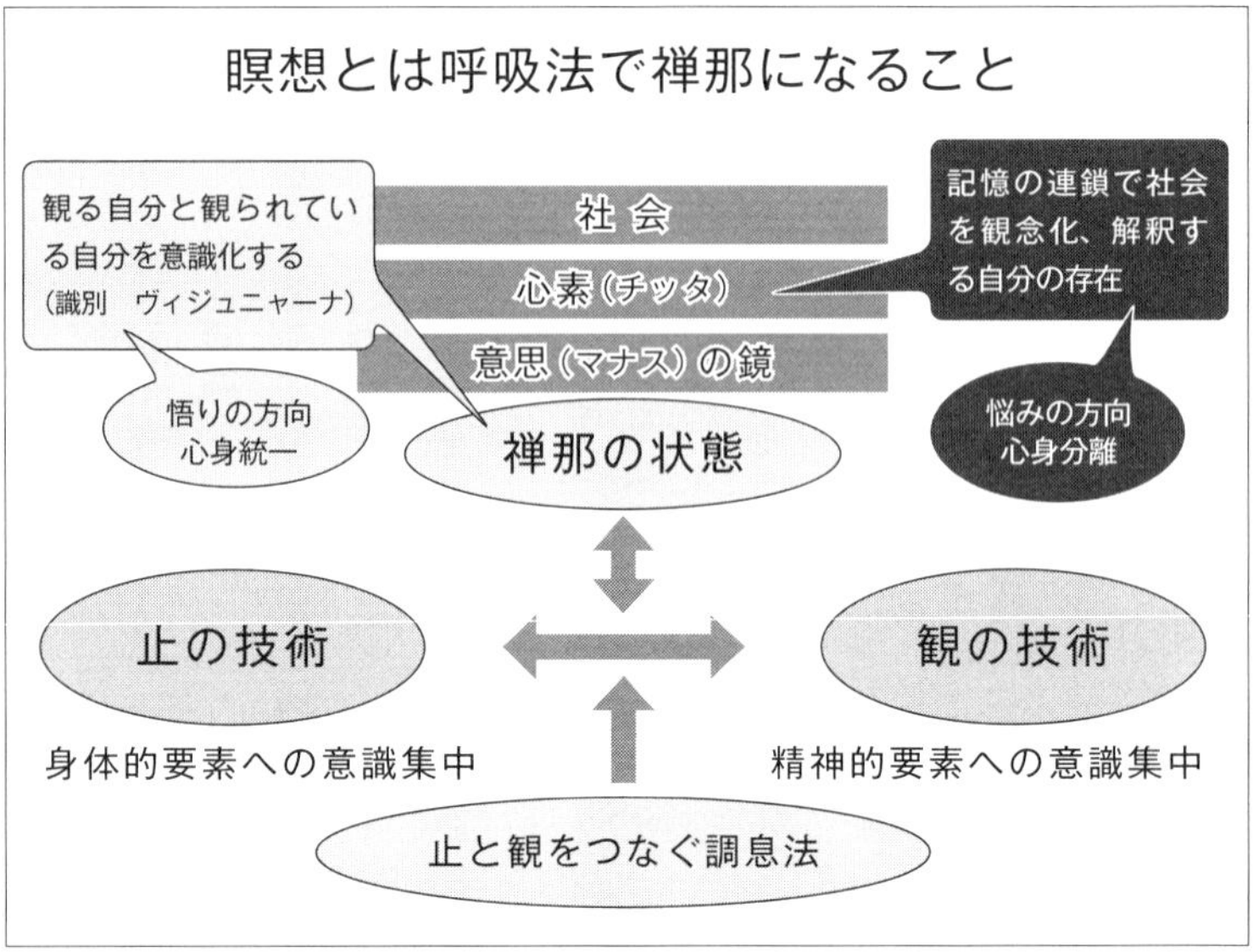

て「意識を精神的要素に集中」する。雑念などの精神的要素に意識を集中して、自分が自分の雑念を受け流し傍観することで禅那を維持する。さらにその止の技術と観の技術を臨機応変に応用することで、バランスよく禅那を維持し、かつ深めて三昧へと誘導するのである。

◆瞑想技術と呼吸法

このような瞑想技術の応用について、『天台小止観』では調身《ちょうしん》・調息《ちょうそく》・調心《ちょうしん》（修行の三事《さんじ》）の過程が示される。身体感覚への集中、呼吸感覚への集中、意識への集中（観る自分と観られる自分への集中）によって内面化させながら、意思の波立ちを静めるのである。とくにこの調身（身体的要素）と調心（精神的要素）をつなぐポイントが調息である。その技術として数息観《すそくかん》（安《あん》般守意《ばんしゅい》、アーナ・パーナ・サティ）が示される。出入りする呼吸を数えることに精神を集中する観想法のことだ。『天台小止観』には「数息観の根本禅定《こんぽんぜんじょう》の善根《ぜんごん》が発する相《そう》」とある。

日常、私たちは意識せずに呼吸をしているが、数息観という瞑想技術は意識的に呼吸を行うところからはじまる。吸気《きゅうき》は反射として自動的に行われるが、呼気《こき》には「息を吐こう」という意思が関係する。そこで呼気への意識集中が可能になる。まず呼吸そのものの快《こころよ》さに意識を向け、ゆったりと吐く息に意識集中しながら長く吐ききることからはじまる。そしてまた、ゆったりと吸いながら吸気を「ひとーつ」、「ふたーつ」と数える。十回まで数えたらまた一回にもどる。その呼気・吸気の長さの割合はおよそ二対一である。

◆数息観で生ずる心理的な変化について

そこで呼気に意識集中（止の技術）しながら数息観が行われると、記憶の連鎖によって生じる執着が断ちきられて「観る自分と観られる自分の関係」の禅那が誘導される。意思の鏡に映った事象に翻弄《ほんろう》されずに、意思の波立ちがコントロールされた状態である。記憶の連鎖によって生じる解釈などの価値判断がストップし、「観る自分と観られる自分の関係」だけになるからだ。この状態になると心拍数や呼吸数が減少する。

しかし、そのうち雑念が浮かびはじめる。意思の鏡に映った事象ではなく、これまでの生活の中で耐えてきた心と身体のストレスが雑念として表出するのだ。この精神的要素の表出によって、ふたたび意思の鏡が波立ち禅那が乱れはじめる。同時に心拍数も呼吸も増え始める。それでも雑念などの精神的要素に意識を集中（観の技術）しながら数息観を続けていると禅那が維持できるようになる。

これは論理的な解説だが、実際にはそこで止の技術と観の技術が臨機応変に応用され（止観双用）、意思の鏡の波立ちが静まり「観る自分と観られる自分の関係」が統一される。ふたたび意思の鏡の波立ちが静まると、心拍数も呼吸数も減少して安定し、手足などの末梢の温感など、心身の爽快感がやってくる。

◆呼吸法の実践的な技術について

ながながと解説したのは、呼吸という簡単なことは（実際には難解だが）、それによって心と身体がどのように変化するかを理解しなければ、その実際が指導できないからだ。とくに伝統的な瞑想技術は、その体験は文献的な解釈では伝えられない。大切なことは理論ではなく体験である。止観の技術によってジタバタ・ジタバタする心をコントロールして静かにさせることである。

それでは、具体的な実践法を紹介しよう。

まずは姿勢を意識することなくゆったりと坐って、全身の力を抜いて身体の重さを感じてみる（写真1）。重さが感じられないとき、それはストレスによって心身が緊張しているのだ。

そのときは、次のような「自按摩《じあんま》の法」を実践し、リラックスする。一度、全身に力を込め（写真2）、その力を広げてみる（写真3）。また、

天台小止観の調息法のやり方

（筆者実演）

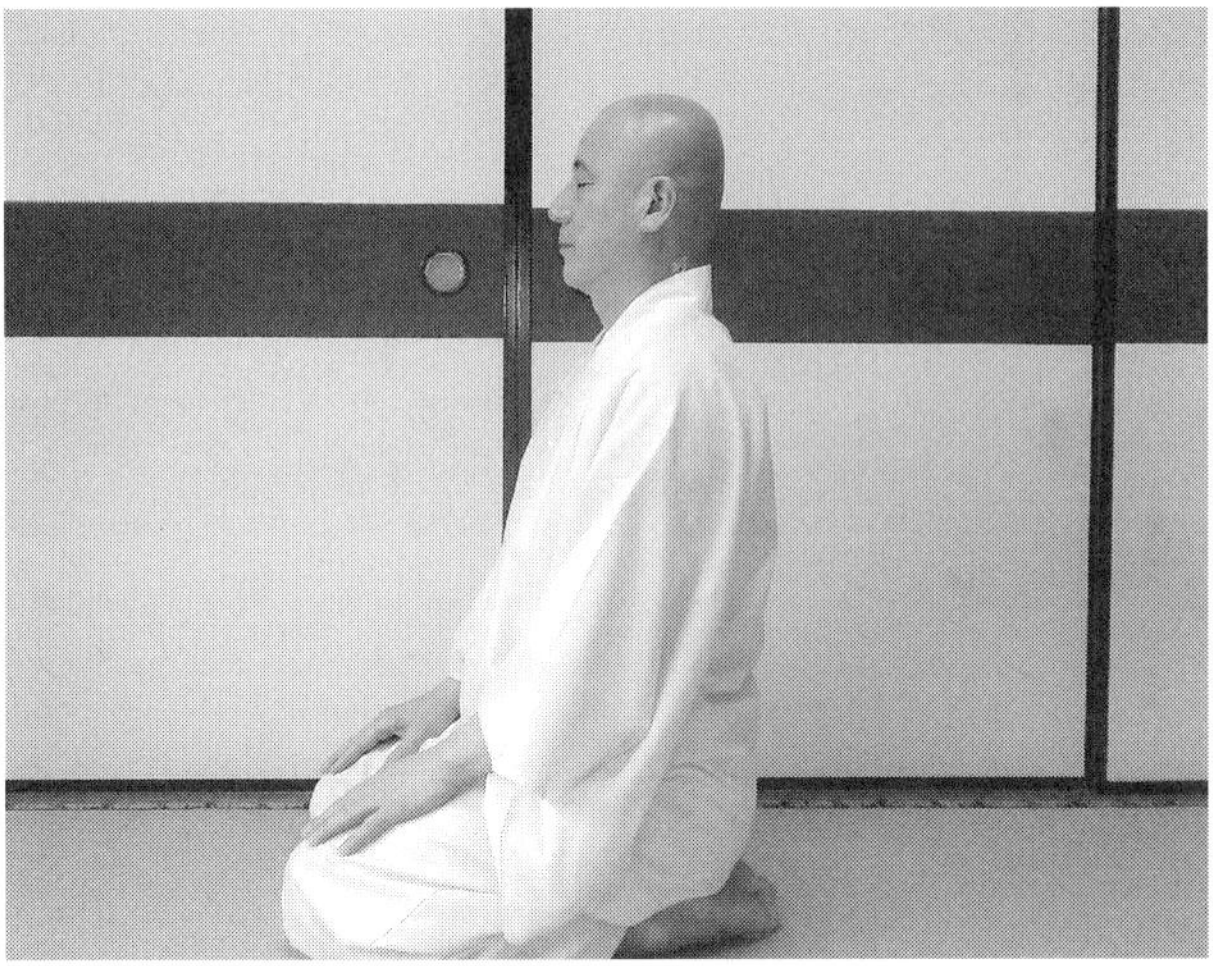

写真1

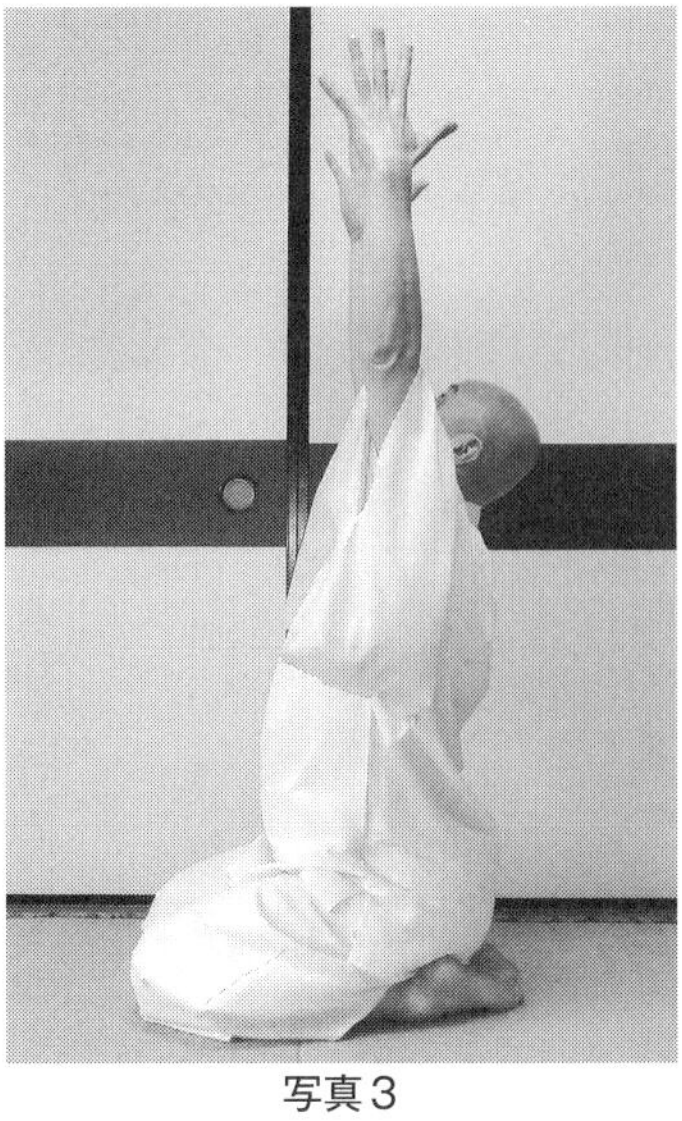

写真3

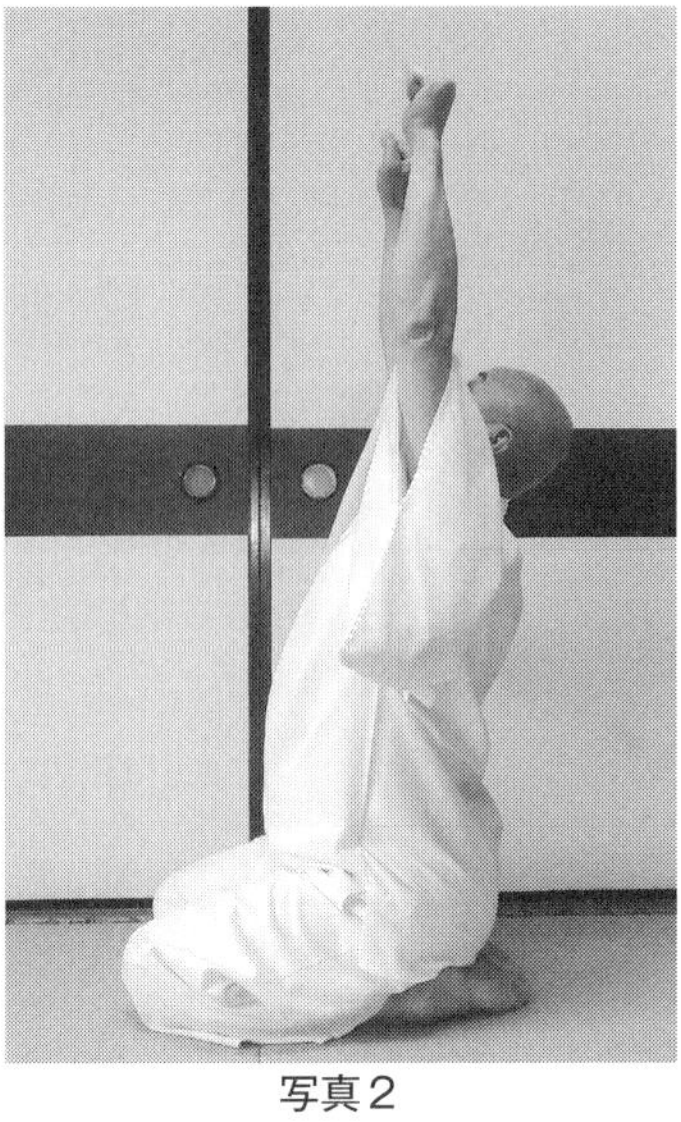

写真2

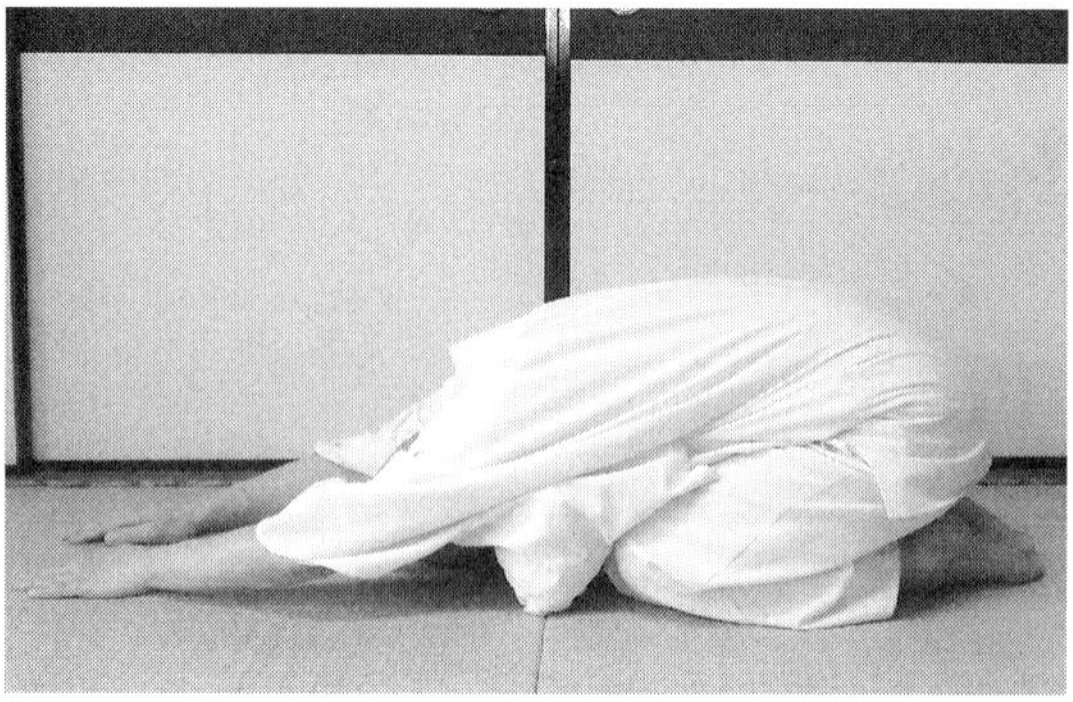

写真4

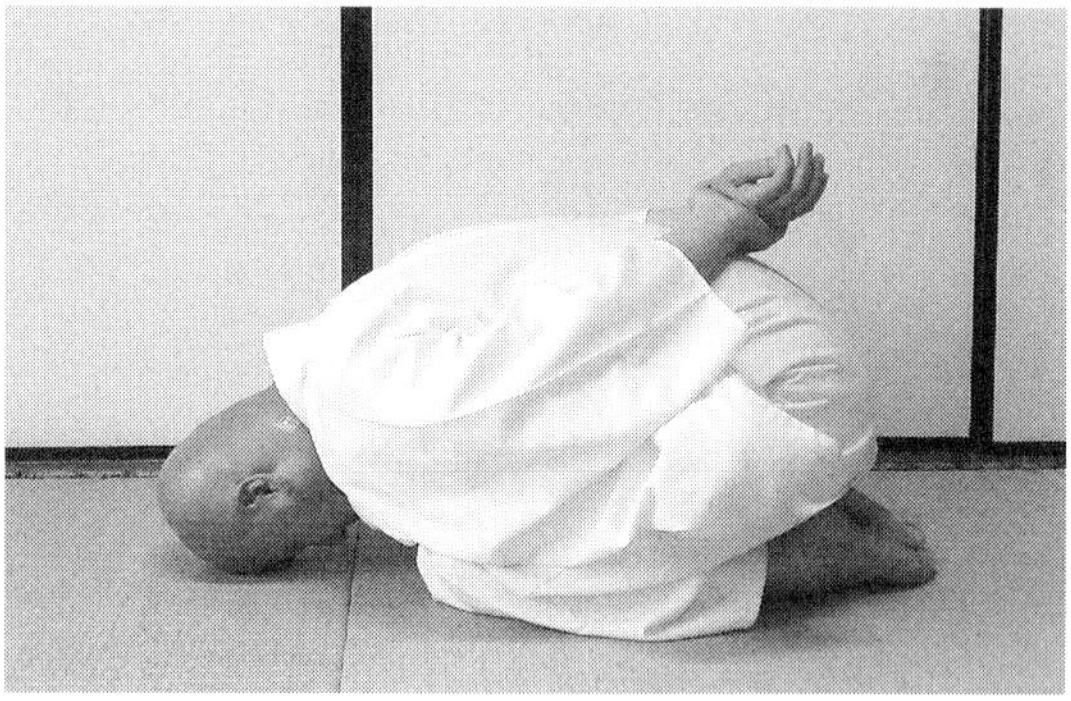

写真5

その力を抜き、脱力を感じよう。

さらに、身体を曲げたり（写真4）、その曲げた身体を丸めたり（写真5）、反らしたり、伸ばしたりして、身体感覚のリセットをする。

そこで一息ついて、鼻から息を吸って、口からゆっくりと長く吐ききる。この身体についた身息を五、六回ゆっくり吸って長く吐くことをくり返す。

続いて、姿勢を改め無理なく腰を伸ばして坐る。さらに毛布などで足腰をくるむなど下半身を温め、その足腰の温かさ、心地よさに意識をおいて、鼻からの呼吸に切りかえる。そして、一息二息とゆっくり吸って長く吐きながら、身体がゆるみ、心がゆるむのを待っていると、その効用はすぐにあらわれる。

十呼吸、二十呼吸、三十呼吸も数えたころ、あなたの手足は温かくなり、身体の重量感すら心地よく感じられてくる。それは身体がゆるみ、心がゆるんだ証拠で、そのとき、あなたは日常のストレスから解放されるのは勿論のこと、やがては生老病死《しょうろうびょうし》の四苦《しく》も克服できてい る。

これが『天台小止観』の調息法の実際である。

真言密教《しんごんみっきょう》の阿息観《あそくかん》とは

川上《かわかみ》修詮《しゅうせん》

◆阿息観とは何か

〈①悠久の彼方よりはじまり〉

人は産声《うぶごえ》と共に呼吸を始め、最後は息を引き取って人生を終える。正に発声と呼吸とは、生きている証《あかし》と言えるだろう。そのため、命の有り様を求めて、多くの修行者が、発声と呼吸を、精神修養の中心に据《す》えてきたのである。

また、真言密教では、息や声は命の姿であり、こころの表現であると位置づけ、古代インドより、発声による音の乱れは、こころの不安に直結し、呼吸を調《ととの》え、発声が安定すると、精神の向上につながると言われている。

自然界でも、風が吹くとあらゆる物が共鳴し、様々な響きを奏《かな》でる。太古の日本人も、山川草木よりの響きを大切に聞き分け、神々よりの声として恐れ敬ってきた。

あらゆる宗教で、息や声が大切にされて来ているのも以上の理由からであろう。地域性や文化の違いで、方法論も多種多様ではあるが、こころに直接働きかけ、鍛える手段の明確なところが、呼吸法の重要な点と言える。

〈② 息と声なら何とかなりそう〉

以前より、真言密教の瞑想法を、一般の方々に指導しているお寺も有り、次第に多くの場所に広がってきた。現在では、雑誌での紹介や、体験者のブログやツイッターでの書き込みの影響も大きいようだ。

今までは、内容が伝わりにくく、普段の生活に生かせるようなものではなかったため、ここの安心や、気晴らしや、物珍しさ中心の方には、解りづらかったようである。

しかし、発声により必然的に呼吸も伴う、真言密教の呼吸法「ア息観」なら、初心者の実践には最適と言える。なにしろ、感覚が掴みやすいのが人気の理由なのだろう。

〈③ 豊かな広がりと楽しみ〉

ア息観の実践に、お寺に来ている方々は、年齢・性別・国籍・思想に関係なく、さらには、親子・夫婦など、赤ちゃんをベビーカーに乗せて来ている方もいらっしゃる。

思うに、やっていることが呼吸と発声なので、上手下手は有るにしろ、出来ない人はいない。何が上手くて、何が下手なのかもお互いあまり良く解らない。

長年実践しても目に見えた変化はない。逆に出来ているからといって、人に勝るようには見ない。つまり、誰も進み具合に対してプレッシャーを感じないで済んでいるようだ。

また、経験の長い人ほど、準備やお接待に専念し、先輩面をする方が一切いない。質問のたぐいも経験と共に減っていく。

一方で、初めて来た方達が、何にも萎縮せずに、のびのびとしていて、明るい印象が全体に感じられる。

◆それぞれの目的

〈①こころの安らぎ〉

まずは、ホッとしたい方には最適である。大変よく眠れるのだ（笑）。お寺に来て道場で仮眠して、スッキリして帰れば、明日への活力につながるだろう。

大丈夫、怒ったりしませんから。たぶん。いびきは困るが、ボーっとした状態に慣れれば、あながち間違った方向ではないようなので、ぜひ試してみていただきたい。

〈②ガンバってみますか〉

修行したいけど、普段の生活も有るし、なんとなく垣間見える奥深さが、向上心をくすぐるようだが、のめり込まずに、普段の生活のエネルギーとなるように思っていただきたい。

お坊さんになっても、答えを教えてもらえる訳ではない。生きている全員が、次の瞬間を迎える初心者ばかりなのだから、結論を導き出す度に、また新しい自分の老いや苦しみと向かい合わなくてはならない。

〈③道は掃除しながら歩きましょう〉

本来の目的である、求道のための基礎訓練として、日頃より呼吸を即座に調え、穏やかな状態の気分になれるようにするのは、大変な努力と時間が必要となる。

まずは、瞑想の疑似体験として、お掃除や片付けに取り組もう。こころの中で行うべき作業を、身体で体験しながら、こころの整理につなげていこう。

◆それでは実践しましょう

〈①初体験はお寺でしましょう〉

本だけ読んでの実践は、何を勘違いしているかが判断できない。お寺での一度の体験が、その後の実践の大きな安心になるので、ぜひお寺で体験していただきたい。

〈②清潔な環境がこころにも影響します〉

部屋のお掃除と片付けをしよう。目に見えている風景が散らかっていると、こころの中も散らかっていく。身体もなるべく清潔にしておこう。

不快感と実践を結びつけないようにするためにも、以上の条件は大切な準備である。

〈③身体を少し温めましょう〉

呼吸数や心拍数が緩やかになると、気持ちが落ち着いているような感覚になるが、根性や努力では、この呼吸数や心拍数は残念ながら下がってはくれない。

だが、楽に下げる方法が有る。少しだけ身体を温めるのである。心拍や呼吸を少しだけ持ち上げておいて、その後ゆっくりとした呼吸を続けると、自然に緩やかな状態に変わり、普段より緩やかな感じになる。

〈④姿勢はそのうち何とかなります〉

発声と呼吸がしにくくない程度に、楽な姿勢を取ること。慣れないうちに背筋を伸ばすと、かえって息が浅くなる。深い呼吸になれれば、姿勢は自然と良くなっていく。自分を待ってあげてほしい。

〈⑤声を「アー」と出しましょう〉

口を自然に開けて、楽に声を出してみよう。「アー」と発声をゆっくりと続け、次に息を吸うときには、鼻で楽に吸っていく。苦しくなったら普段の呼吸に戻す。息の長さは人それぞれである。息を無理矢理長くしたりということは、してはならない。

必ずしも大きな声ではなく、身体全体に響きや振動が伝わるように、意識を集中し、探りながら優しく発声を続けていく。

〈⑥目線と対象について〉

呼吸法だけなら、目の開け具合や何処をどんな風に見るかは、あまり気にしないほうが良いだろう。

気になるなら、周りが明るい時や、気が散る時は、目を閉じて、暗い所や、不安な時には目を開け気味にしておこう。

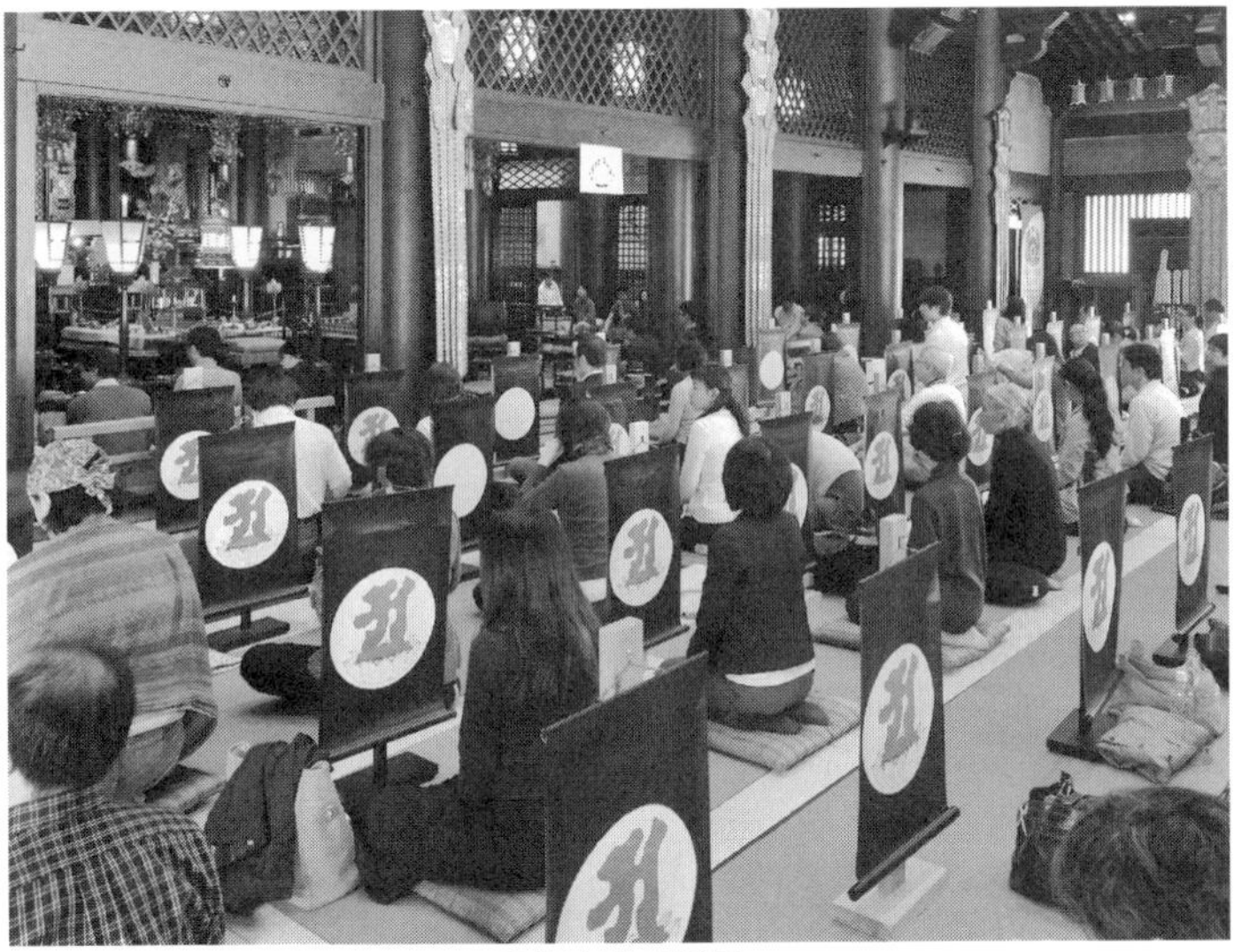

実修直前の様子

また、見る対象も、ご自宅では必要ないが、方向を定めたい時には、満月を目の前に思い浮かべて、ぼんやりと向かい合っているような気分で取り組もう。

なお、上に掲載した写真の掛け軸には、月の中に蓮の花と「ア」の音を表す梵字《ぼんじ》が書かれているが、お寺の本堂で、周りとのバランスを取るために必要な対象なので、ご自宅にあっては、感じが重すぎて不向きである。

くれぐれも、〝ああしなくてはいけない、こうしなければならない〟という考えは止めよう。

〈⑦ここち良く終わりましょう〉

ここち良い内に、短時間でやめよう。また次の日に回して。普段の生活リズムに合わせ

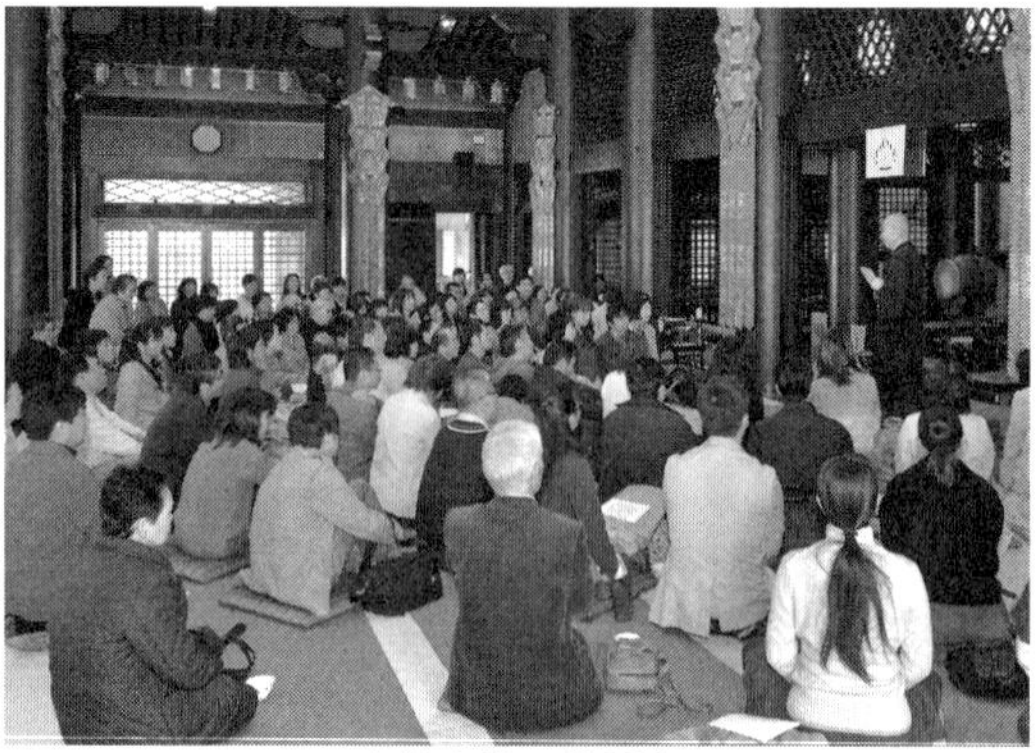

実修直後の茶話会

て、気楽に続けて凝《こ》りすぎないように。自分自身を優しく面倒見るつもりでいると、いやな部分も生かせるようになってくる。

〈⑧頭に浮かんだら外に出す〉

さらにひと工夫。済んだら、したことを忘れてしまおう。思い浮かんだら、外に出してしまおう。これが出来れば怖い物なしである。勉強と思わずに、こころのお掃除と思おう。良いことが有るか無いかはお楽しみ。

※以上の段取りは、あくまでも概略である。また、専門用語を使わずに、無理矢理説明しているので、簡単な文章になっているが、実際には深淵で広大な感覚を掴むための、崇高な修行方法なので、くれぐれも安易に捉えないように注意していただきたい。

チベット密教の呼吸法

正木《まさき》　晃《あきら》

◆基本的な呼吸法

仏教にとって、もっとも重要な修行が観想（瞑想）にあることは、いまさら指摘するまでもない。この点はチベット密教においても、なんら変わらない。そして、観想といえば、まず大切なのは坐法と呼吸法である。

チベット仏教の主流派として知られるゲルク派の開祖、ツォンカパはその主著の『ラムリムチェンモ（菩提道次第広論）』の「止《し》の章」に、坐法と呼吸法について、こう述べる。

「坐法は、片方の足の踵《かかと》だけを反対側の足の上にのせてもう片方の足はそのまま下に横たえる半跏趺坐《はんかふざ》でも、両足を反対側の足の太ももの上にのせて組む結跏《けっか》趺坐でも、どちらでもかまわない。

眼は、極端に開けたり閉じたりせずに、鼻の先に向ける。身体は、反《そ》らし過ぎず、屈《かが》み過ぎず、まっすぐに保ち、脊椎《せきつい》の存在を意識する。頭は、傾かないように、平衡を保つ。肩は、上げ過ぎず、下げ過ぎず、どちらか一方に傾かないように保つ。そして、鼻から臍《へそ》までがまっすぐになるように保つ。

歯と唇は、自然な状態に保ち、舌は上の歯の裏に軽くつける。呼吸は、出入りに際して、音がしたり、激しかったり、乱れたりしないように、心がける。しかも、出入りが感じられないくらいゆっくり、しかもごく自然に、行わなければならない。

肝心な点は、身体のどこにも緊張が生じず、極めてリラックスした状態になることだ。したがって、無理に呼吸の回数を減らしたり、増やしたりしては、いけない。むろん、高い次元に達した人の呼吸数は次第に少なくなり、二分間に一回ほどにも落ちるといわれるが、それはあくまで修行の結果であって、初めからそうはならない。要するに、長時間にわたって、耐えられるような姿勢と呼吸法を、身に付けるのである」

◆霊的身体と「風」

いまご紹介した呼吸法は日本の禅にも共通する。それに対しチベット密教が開発した独自の呼吸法といって良いのが、究竟次第《くきょうしだい》（完成のプロセス）において実践される呼吸法だ。その実践には、前提条件がある。私たちの身体は、肉眼で見ることができる物質的身体のほかに、霊的な眼によってしか捉えられない霊的な身体が存在しているという前提である。

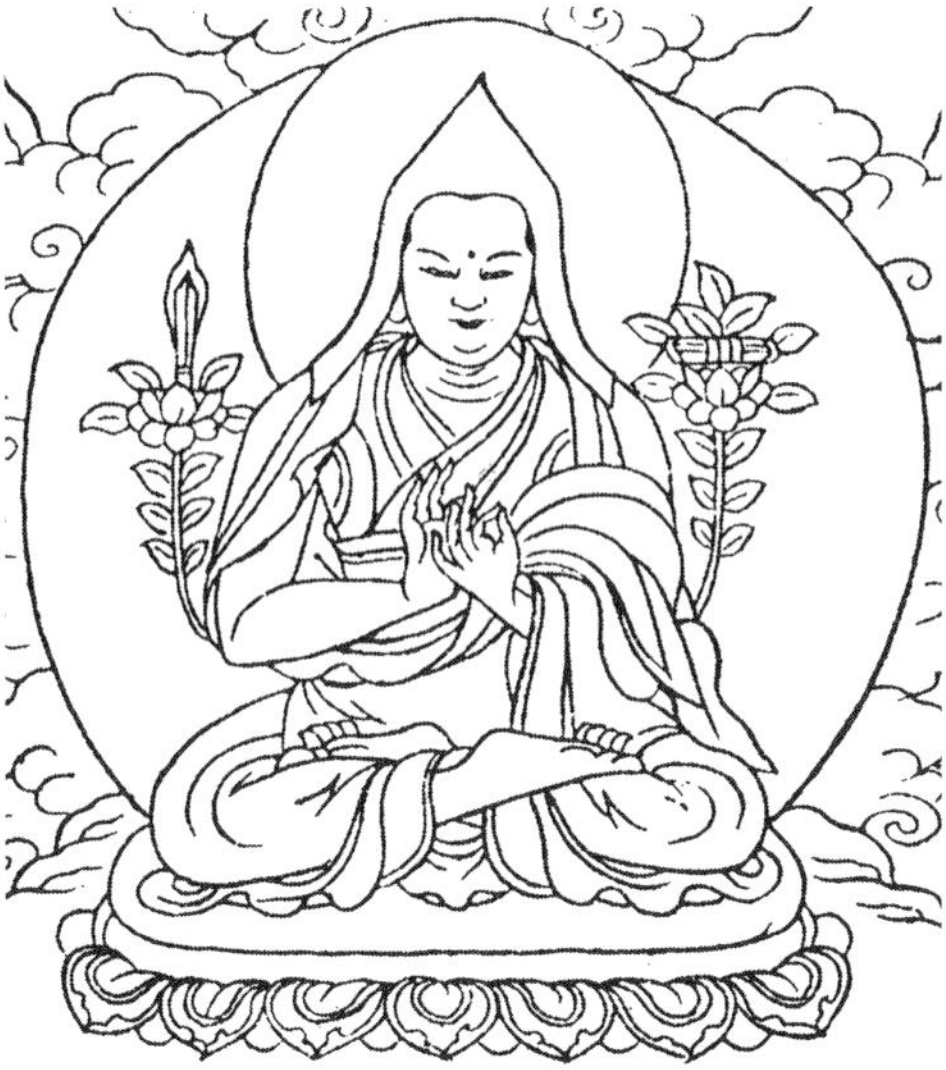
ツォンカパ

すなわち、人間の全身には、可視の身体、つまり私たちが見て感じている物質的身体の内外に、霊的な身体があり、そこには全部で七万二千本の脈管が走っている。それらのなかで、特別大きいのが、左右の脈管と中央脈管にほかならない。その太さは、左右の脈管が五ミリ、中央脈管十ミリ、他の脈管は糸よりもはるかに細い。

左右の脈管は、中央脈管に、性器・臍・心臓（胸）・喉・眉間・頭頂などで、かたく絡《から》んでいる。その結び目にあたる箇所がチャクラ（輪）である。チャクラの数は文献によってさまざまで、最少で四つ、最大で八つという説もある。

とりわけ重要視されるのは、心臓のチャクラだ。なぜなら、心臓のチャクラの奥には「不壊《ふえ》の滴《しずく》（ミシクペー・ティクレ）」と呼ばれる微細極まる粒子が潜んでいるからだ。さらに、その「不壊の滴」のなかには、はるかな前世以来、絶えることなく相続してきた根源的な意識とでも表現するしかない何かが眠っている。

中央脈管をのぞく全身の脈管には、「風（ルン＝息風）」が吹き通っている。「風」は生命エネルギーと考えていただければ良く、インドのプラーナ、中国の気に相当する。ただし、中央脈管は左右の脈管にかたく絡みつかれているので、中には風は通らず、真空状態になっている。

究竟次第では、中央脈管とチャクラを自在に駆動し、会陰部にわだかまる性的エネルギーを上昇させ、霊的エネルギーに変換させていく。ところが、中央脈管は左右の脈管にかたく絡みつかれているので、エネルギーの移動は不可能になっている。そこで、まずは呼吸法を駆使して、左右の脈管から中央脈管に風を吹き入れ、チャクラを下から順番に活性化していく必要がある。

そして、もし仮に、風が左右の脈管から中央脈管に導き入れられ、心臓のチャクラに到達してしばしとどめられると、「不壊の滴」は溶融し、そのなかの根源的な意識が解放されることになる。常人の場合は、この現象は死の際にしか生じない。付言すれば、死の際に解放された根源的な意識は、そのまま来世へ飛翔すると考えられている。チベット密教の究竟次第では、生きながら、それを実現させようとするのである。

◆瓶のように満たすルジョン

ここで究竟次第でもちいられる呼吸法をくわしく解説にすることには、二つ問題がある。一つは、チベット密教の真意をよく理解できているかいないかわからない者に、テクニックだけを紹介するわけにはいかないこと。もう一つは、あたえられた紙幅では、とうてい足りないことである。かといって、具体的な呼吸法にふれないのでは、意味がない。

そこで、今回は、究竟次第の呼吸法にとって基本中の基本とされる呼吸法「瓶のように満たすルジョン（方法）」をご紹介したい。典拠は、ツォンカパの『深い道であるナーローの六法の門より導く次第、三信具足』である。

「まず、坐り心地のいい座の上に、楽な姿勢で、結跏趺坐しなさい。背中をまっすぐに伸ばしなさい。両手は、両膝の上にのせておきなさい。

右の鼻の穴から息を吸い込みなさい。そして、左側を見ながら、息をゆっくり時間をかけて、全部吐き出しなさい。左の鼻の穴から息を吸い込みなさい。そして、右側を見ながら、息をゆっくり時間をかけて、全部吐き出しなさい。

両方の鼻の穴から息を吸い込みなさい。そして、正面を見ながら、息をゆっくり時間をかけて、全部吐き出しなさい。このとき、けっして口から息を吸い込んだり吐き出してはならない。

このように、右から一回、左から一回、両方から一回、計三回にわたり吸い込み吐き出す方法の呼吸を一つと数えて、あと二つおこないなさい。

それから、身体をまっすぐに伸ばして、両手の親指を内側に曲げなさい。正面を向いて、両方の鼻の穴から、できる限りゆっくり時間をかけて、息を吸い込みなさい。吸い込んだ息は、臍の下あたりにとどめておきなさい。次に、肛門と尿道孔から、息を吸い込みなさい。吸い込んだ息は、臍の下あたりに引き上げ、とどめておきなさい。そして、上から吸い込んだ息と、下から吸い込んだ息を、臍の下のところで合わせて、とどめておきなさい。

このとき、息を強く引っぱったりせず、かといって緩めたりもせず、無理なく合わせるようにしなさい。意識は、臍のチャクラに集中しておきなさい。可能な限り、息をそのままの状態に保っておきなさい。苦しくなってきたら、音を立てずに、静かに唾を飲み込んで、耐えなさい。いよいよ苦しくなり耐えられなくなったら、両方の鼻の穴から、ゆっくり吐き出しなさい」

以上が、「瓶のように満たすルジョン」である。このように、鼻からだけではなく、肛門と尿道口からも、息を吸い込み、両者を臍のあたりで一つに合わせるところに、この呼吸法の秘訣がある。

中国「一指禅功《いっしぜんこう》」の調息法《ちょうそくほう》

廖《りょう》　赤陽《せきよう》

◆「調息」と「呼吸法」の違い

「一指禅功」は、現代中国の代表的な医療気功であった。

周知のように、気功《きこう》のいわゆる「三つの調節」は、「調身《ちょうしん》」「調息《ちょうそく》」「調心《ちょうしん》」のことを指している。そのうち、調身は特定の姿勢・動作であり、調心は特定の意識の働きである。そして調息とは、呼吸と深く関わっている。このように、呼吸は気功の鍛錬《たんれん》において重要な意味を持つが、これを説明する前に、まず次の二つのことを理解していただきたい。

その一。三つの調節はそれぞれ孤立して存在するものではなく、互いに密接な関係を持って、分けてはならない一つの全体である。例えば、広く知られている「小止観法《しょうしかんほう》」の中の呼吸法は、調息そのものよりも、むしろ調心のための方法である。

その二。気功のいわゆる調息は、現代のいわゆる「呼吸法」という概念と、似ているが非なるものである。これは、鼻や口だけでの呼吸ではなく、主に内気《ないき》の運行及び意識のあり方と関わるものである。

以上のことを念頭に入れながら、気功鍛錬における呼吸法の歴史を遡《さかのぼ》ってみよう。

中国で出土された紀元前四七〇年前後の戦国時代の玉器《ぎょくき》に、「行気玉佩銘《ぎょうきぎょくはいめい》」と呼ばれる、次のような四五文字の重要な文が刻まれている。

「行気、深則蓄、蓄則伸、伸則下、下則定、定則固、固則萌、萌則長、長則退、退則天、天几春在上、地几春在下、順則生、逆則死」

これを訳すと、次のようになる。

「行気（呼吸）(注)が深ければ則《すなわ》ち蓄《たくわ》え、蓄えれば則ち伸ばし、伸ばせれば則ち下がり、下がれば則ち安定し、安定すれば則ち堅固《けんご》となり、堅固になれば則ち芽生《めば》え、芽生えれば則ち成長し、成長すれば則ち退《しりぞ》き、退けば則ち天に向かう。天機は上にあり、地機は下にあり、上昇と下降の循環往復運動を行う。この法則に従えば則ち生、これに逆らえば則ち死」

（注……「行気」と呼吸は関係があるが別概念である。便宜上、郭沫若の解釈に従う）

つまり、息を深く吸えば多くの気が蓄え、気は下へと導かれて命の強固な元となる。そして、息を吐けば芽生える草木のように気が昇り、深く入る時と逆の経路で上に向かって生長し、てっぺんまで昇り詰める。このように、人体の気の運動はまさに天地の気の交流のように、上下往復循環している。

現在、良く知られている「小周天《しょうしゅうてん》」という気功法もこの原理に従うものである。これは次のような練習法である。まずは気を沈めて丹田《たんでん》（下腹部）に蓄え、丹田の気が充満したら自然に会陰《えいん》に下り、それから、督脈《とくみゃく》（背中に在る経絡）に沿って昇り、百会《ひゃくえ》（てっぺんに在るツボ）に至る、さらに、任脈《にんみゃく》（身体の前に在る経絡《けいらく》）に沿って丹田に戻る。（図1　小周天図を参照）

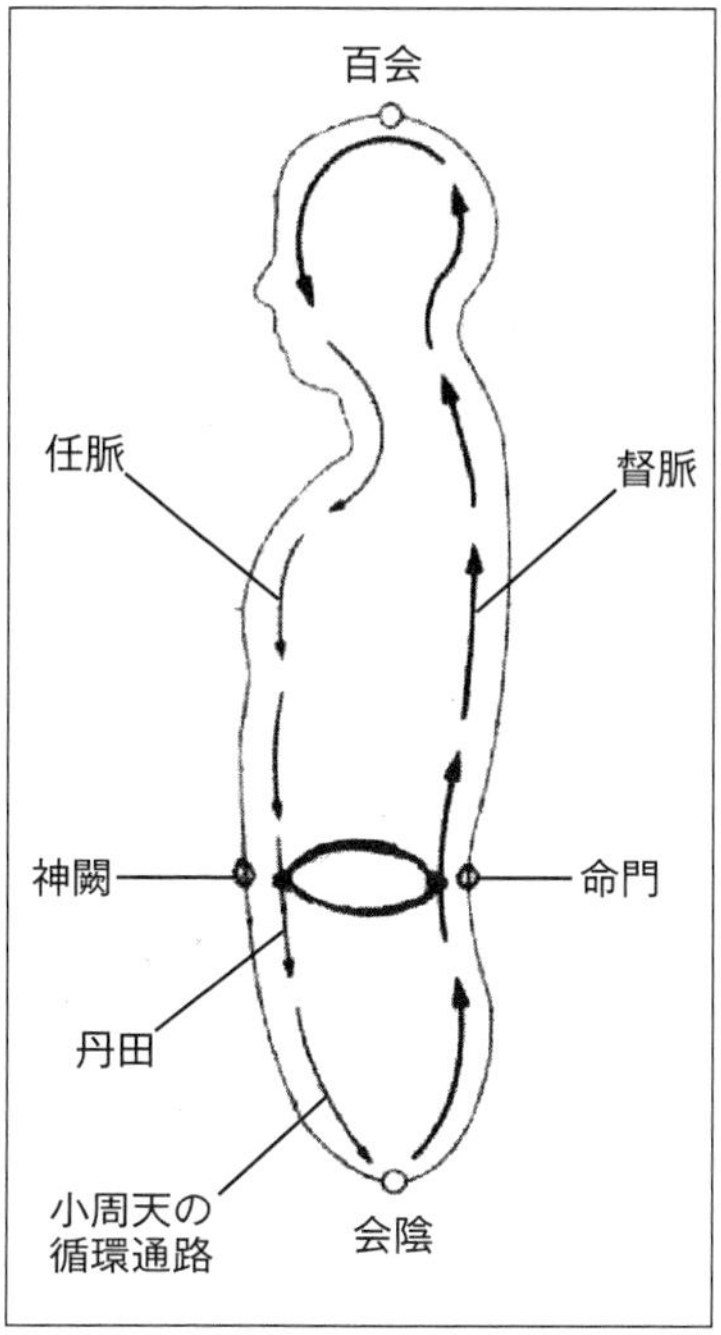

図1　小周天図

なお、荘子《そうし》は「真人《しんじん》の息は踵《くびす》を以《もっ》てし、衆人《しゅうじん》の息は喉を以てす」と言っている。つまり、普通の人の呼吸は浅くて咽喉部《いんこうぶ》に止まっているのに対し、修行の達人の呼吸は足の裏まで届くほど深い。

ここで言う「息」も、口鼻のみでの呼吸ではなく、気功の大周天《だいしゅうてん》（内気が全身を巡らせること）が達成できる段階の内気循環のことを指しているのである。

なお、歴史上、深い気功状態に入る時の呼吸状態は、「胎息《たいそく》」と呼ばれる。このような鼻や口に頼らない胎児のような呼吸も、丹田と内気の働きの現れである。

◆「一指禅功」の伝承と功法

通常、道家《どうか》（道教）系統の修行は「命功《みょうこう》」（体を養い気を練《ね》る方法）に長《た》けて、これに対し、仏《ぶっ》家《か》（仏教）系統の修行は、「性功《しょうこう》」（心性を養う方法）を重視するといわれている。このような評価はおよそ妥当であるが、しかし、仏家系統の修行は修心を重視すると同時に気脈の学を無視しているのではない。例えば、禅宗《ぜんしゅう》の発祥地は嵩山少林寺《すうざんしょうりんじ》であるが、少林禅の特色は、「禅・武（術）・医（学）」一体なるものであり、そのいずれも心と体、「性功」と「命功」ともに修めるものである。

次に、筆者が伝承を受けた「一指禅功」をケースに、禅功（禅の行法《ぎょうほう》）の呼吸法を紹介する。

一指禅功とは、達磨大師《だるまだいし》によって伝授されたと言われ、少林寺でも代々一人にしか伝わらない禅功である。

一九四五年、長年続く抗日戦争がようやく終わり、安渓《あんけい》の大山の奥に隠遁《いんとん》していた峴禅《けんぜん》法師は、厦門《あもい》に出て万石岩寺《まんせきがんじ》に駐在した。翌年、八四歳の峴禅法師は一六歳の少年であった劉永《りゅうえい》言《げん》先生を見込んで弟子にしようとした。しかし、劉先生は六代続く医者の家柄に生まれた長男であり、その母親は彼の出家を強く反対したため、峴禅法師はやむを得ず戒律を破って在家のまま劉先生の弟子入りを許し、彼を一指禅功の唯一の伝承者にした。

その劉永言先生は私の師父《しふ》（師匠）であり、峴禅法師は、私の師祖《しそ》（師匠の師匠）であった。劉先生は師祖について次のように語った。

「丙戌年（一九四六）の夏、私は運よく、南国万石岩寺和尚峴禅法師に弟子入りさせてもらい、この一指禅功点穴療法を習得しました。師はいつも各科の奇病難病にこの一指禅功点穴療法を施し速やかに効果が見られたので、その場にいた人たちは驚きを隠せず、師の巧妙な治療技術を称《たた》えていました。師は人の病気を治すにあたって、けっして報酬を求めませんでした。貧しい人には薬を分け与えるのもまたその師の教えに従う行動です」

峴禅法師はのちに法を弘《ひろ》めるためにシンガポールに渡り、一〇四歳の時にその地で円寂《えんじゃく》した。劉先生もまた医科大学に入り、のちに病院の院長を四〇年間も勤め、生涯、医者として一指禅功で数え切れないほどの患者を救った。

一指禅功は、「坐禅」「立禅」「行禅」の三つの方法によって構成されている。それぞれ「陰」「半陰半陽」「陽」に対応している。そのうち坐禅は内気を養う最も重要な練習であり、立禅は一本の指先から束《たば》ねた外気（気功師が自らの意識コントロールのもとで体外に放出する生体エネルギーと情報）を放出し、患者を治療する能力を養う方法であり、同時に、眼功《がんこう》（目で見るだけで人の病気を治す）を養成する方法でもある。そして行禅は労宮《ろうきゅう》（手のひらの真ん中）のみならず全身のいかなるツボからも外気を放出し思うままに気をコントロールできる能力を養う方法である。

一指禅功の修行者は、さらに一指禅功点穴療法を学ばなければならない。これは、禅医に属す高度な気功治療体系であり、修練と同時に、『黄帝内経《こうていいだいけい》』『傷寒論《しょうかんろん》』『金《きん》匱《き》要略《ようりゃく》』などの中医基本経典の勉強も欠かせない。

◆一指禅功の坐禅の時の呼吸

次に、劉先生の伝授を引用しながら坐禅の方法に合わせて呼吸法のことを簡単に説明する。

西方に面してあぐらの姿勢に坐り、両手の労宮穴は膝の天眼穴《てんがんけつ》（本家穴＝一指禅功門内の独特のツボ）にあわせる。目を大きく開けて壁を透かして宇宙のつきあたりを観る。

「数分してから視線を次第に近くに移し、鼻先を観て、目はやや閉じて鼻先を観ます。この時、口を閉じ鼻で呼吸し、舌を上あごに当て、雑念を除き、頭の中に無欲無求の正覚《しょうがく》（正しい覚《さと》り）を黙運《もくうん》（静かに運ぶこと）します。そこで初めて脳中の意志を凝集《ぎょうしゅう》しこれを元神《げんしん》（先天の意識）に集中し、視線と一緒に丹田に注ぎます。目は脳と連なり、目が脳中の正覚と融和すれば、虚無なる先天の性光《しょうこう》（性霊の光）となり、この性光をもって丹田を下照します。これを意守《いしゅ》丹田といいます」

一指禅功の丹田の位置は、流行《はや》りの気功とは異なり、これについて、劉先生は次のように述べている。

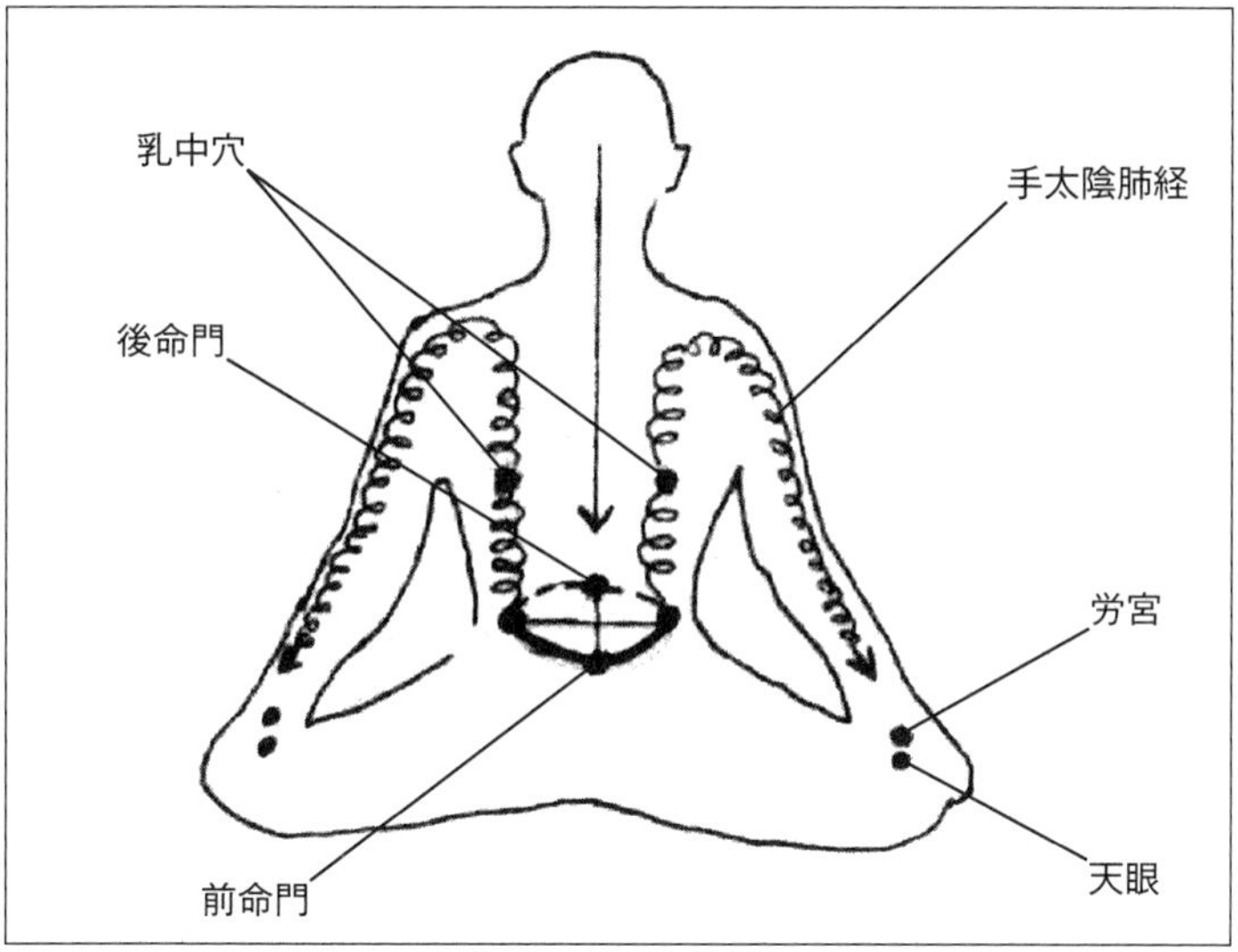

図2　丹田の位置

「先師に授けられた一指禅功で意守する丹田は、すなわち後命門《めいもん》（命門穴［臍《へそ》の真裏にあたる背骨の所］）内三寸、前命門（神闕《しんけつ》穴［臍のこと］）内三寸、この二点を通る楕円《だえん》形をつくり、さらに両方の乳中《にゅうちゅう》穴（乳頭の正中）内の中点を結んだ線と下で交わる所を楕円形の左右の交点として、円形の中に十字のあるものをつくります。

この両方の交点が針灸《しんきゅう》の経典《けいてん》が記載する手の太陰肺経《たいいんはいけい》が下って大腸に繋がる左右の交点であり、この楕円形がすなわち丹田です。丹田は歴代の内功家が意守する所です」（図2　丹田の位置を参照）

「呼吸を修練して気息を調和させ、呼吸を深く長くし、長さを等しく、太さ（＝量）を均等にし、呼気が尽き吸気に入ろうとする際に、やや一秒間停止し、吸気が尽き呼気に入ろうとする際に、またやや一秒間停止します。吸気の時は腹部を縮め、呼気の時は腹部を膨らませます。

……調息は胎児の呼吸をして元に還《かえ》ることです。その呼吸は、無欲無求で、形跡を追わず、次第に心が息に従い、息が心に従い、心息が相従《あい》うのです。呼気が出る時、体内の腎気《じんき》は呼気に従って上昇し、自然に吸気の下降する元神と遭い、それゆえ先天《せんてん》の元神は先天の元気《げんき》を助けるので、元気は自ら生長できます。けだしこの如き修練は、すなわち脳より始まり腎に止まり、内臓活動機能を増強でき、脳を堅固にし、腎を健やかにし、気を旺盛にし、血を盛んにするでしょう」

——以上、坐禅の入門法とその呼吸について触れたが、立禅、行禅の呼吸法には及ばない。なお、外気運用の時や「小周天」「大周天」ないし深い禅定状態に現す呼吸状態にも及ばない。そして何よりも、実際の修練は師の指導のもとで行うべきものであり、文字で表せるものではない。

坐禅の練習時間は、毎日の子（夜一一～一時）、午（昼一一～一時）、卯（午前五～七時）、酉（午後五～七時）の四回とする。ただし、専門の修行者ではなく、身体の健康と精神の安らぎを目指す人であれば、上述の坐禅法を自分のリズムに合わせて適度な加減の形で行えば、必ず良い効果が得られる。

第四部

マインドフルネスを知るために

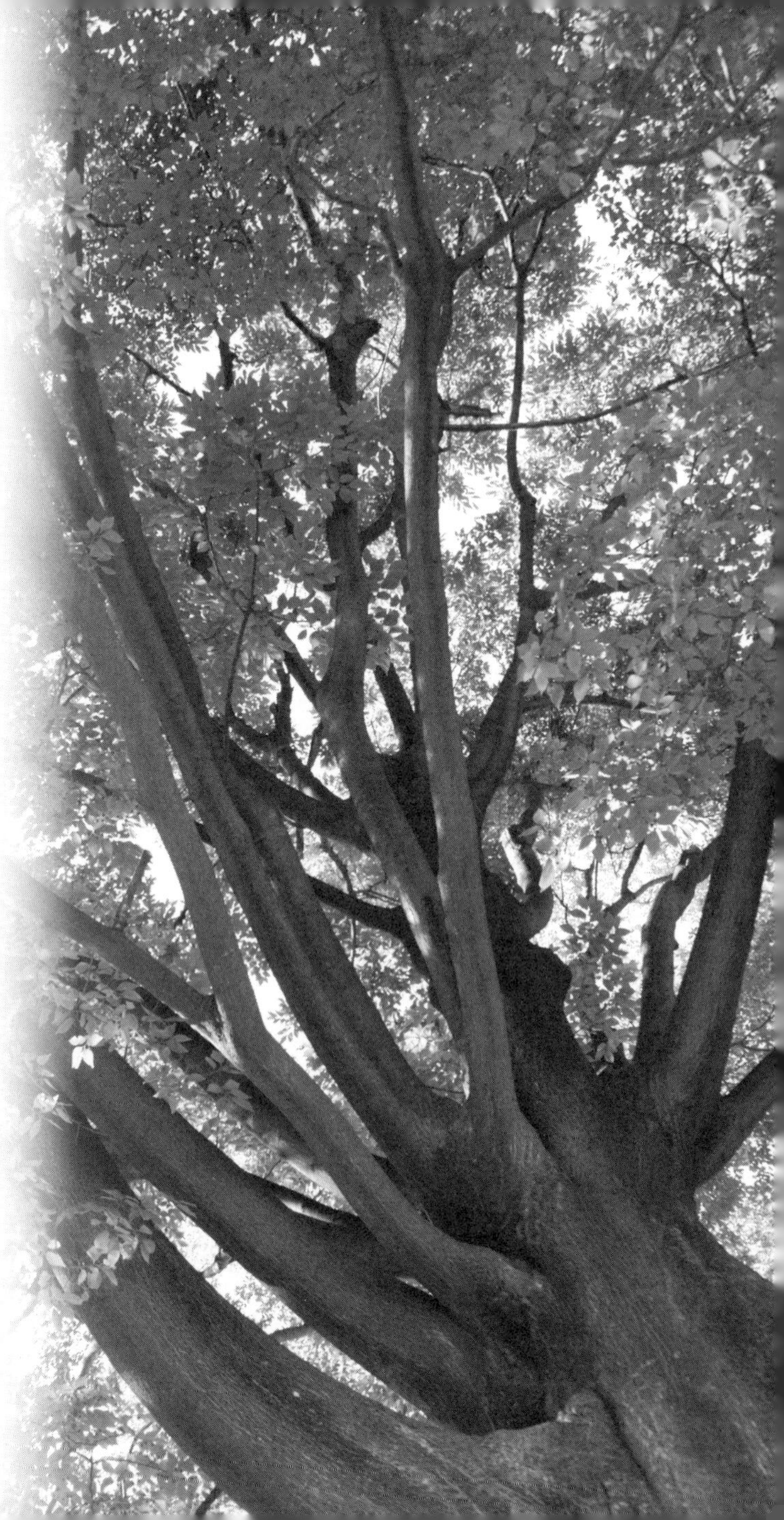

マインドフルネスとは何か

蓑輪《みのわ》 顕量《けんりょう》

◆定義

マインドフルネスとは仏教の瞑想法（心の観察法であるが、ここでは馴染みのある瞑想との語を使う）のうち、ヴィパッサナー（vipassanā＝観《かん》）とほぼ同じものである。仏教の瞑想の基本は、心の働きや身体の動きなどを、一つ一つ気づいていくことである。その時、対象を一つのものに限定していれば、心の働きが静まる。それはサマタ（samatha＝止《し》）であり、心の働きや身体の動きなどすべてを、ありのままに見ていれば、それはヴィパッサナーと呼ばれることとなる。どちらも対象にこころを振り向けるような感じで、気づいていくことであるが、気づきの対象を一つのものにしていると、自然と心の働きは静まっていくので、それは止ということになる。一方の観は、気づきの対象を増やしていくところに特徴があり、一瞬一瞬の身体の動きや、心に生じる情動など、みな気づきの対象にしていく。この場合には、練習を繰り返していれば、心は対象を受け止めるだけにとどまるようになる。そして、次の心の働き、すなわち最初に受け止めたものがきっかけになって、次なる働きが起きるのが普通なのであるが、その普通であるはずの次の働きが、次第に無くなっていくところに特徴がある。

なぜ観の観察が大事にされたかと言えば、私たちの悩み苦しみの解消と密接に結びついていたからである。悩み苦しみとは、第一の矢を受けたときに（つまり外界を捉《とら》えたときに）、第二の矢として、そこから生じるものだと捉えたからである。原始仏典の『スッタニパータ』の中には、次のような表現が存在する。

およそ苦しみが生ずるのは、すべて識別作用によって起こるのである。識別作用が消滅するならば、もはや苦しみが生起するということはありえない。（734偈）

「苦しみは識別作用に縁《よ》って起こるのである」と、この禍を知って、識別作用を静まらせたならば、修行者は、快をむさぼることなく、安らぎに帰《き》しているのである。

（735偈）

（中村元訳『ブッダのことば――スッタニパータ』岩波文庫）

ここに登場する識別作用、すなわち受け止めた対象が色かたち（色《しき》）であれば、たとえば山であれば「山」とか、海であれば「海」と判断がすぐさま生じるが、この判断が識別作用そのものである。そして、その識別作用が引き金になって、「山」であれば「登りたいな」とか、「海」であれば「泳ぎたいな」とかの次なる心の働きがすぐに生じる。これが私たちの心の普通のありようで、これがもととなって、悩みや苦しみが生じるのである。

　それを、大まかに言えば、海なら「海」との判断だけで、心が先に進まないように訓練していくものが観であるともなろう。そして、それを可能にしているのが、「気づくこと」である。ところで、観という呼び方と、サティ（sati=念《ねん》）と訳されるものとの関係が問われるが、サティとの言葉は、『念住経《ねんじゅうきょう》』（Satipatthānasutta）での用例が有名であり、それは一般に「念処《ねんじょ》」と言われる。仏教の心の観察は、実は「念処」と呼ばれたものが、その最初期のものであった。それは、気づきの対象を、身体（動きも含めて）、感受《かんじゅ》作用（苦という感受、楽という感受、苦でも楽でもない感受）、心の起こす感情（怒りとか喜びとか）、法（誰もが起こす心の感情）の四種類に分類したものである。この経典の冒頭の記述を見てみよう。

　比丘たちよ、この道はもろもろの生けるものが清まり、愁《うれ》いと悲しみを乗り越え、苦しみと憂《うれ》いが消え、正理《しょうり》を得、涅《ね》槃《はん》を目《ま》のあたりにみるための一道《いちどう》です。すなわちそれは四念処です。四とは何か。ここに比丘は、身において身を観《み》つづけ（anupassī）、熱心に、正知《しょうち》をそなえ

(sampajāno)、念をそなえ（satimā)、世界における貪欲《とんよく》と憂いを除いて住みます。（片山一良『パーリ仏典にブッダの禅定を学ぶ――『大念処経』を読む』大法輪閣、284頁）

念は一般に「注意を振り向ける」とか「気づき」と翻訳されている。ところで、先に述べた用語の観が範囲の広い言葉であり、念もその中に含まれると理解して良いように思う。しかしながら、『念住経』では、引用の通りに「正知をそなえ、念をそなえ」と示されており、名詞形でsampajanna（正知）と呼ばれる心の働きも登場し、こちらの働きも「気づき」と訳される可能性を持っているので、注意が必要である。その違いは、私見ではあるが、言葉（言ってみれば言語機能である）との関わりにあると考えられる。

◆言葉の働きとの関係性

対象に気づくといっても、そこには言葉が介在して気づいている場合もあれば、言葉が介在しないで（つまり感覚的にとしか言えないかもしれないが）、気づいている場合との両方があり得る。最終的には言葉が介在しないで気づけるようになるのが大事なのだが、最初は言葉で気づくことが大事にされる。やがて、言葉が無くても気づいている何らかの心の働きが実感できるようになる。その時に、気づいている心の働きが先ほどの「知」または智慧と呼ばれるものである。つまり、「念」は言葉が介在しており、「知」には言葉が介在していないと思われる。

仏教では、この気づくという心の働きは、細かく観察することを自然に要求するので、やがて自分のことだけではなく、他者にも振り向けられるようになっていき、慈しみや憐れみの心を養うことにもなると説かれている。この部分にも注目したい。すなわち他者への思いやりに注意を払っているのが仏教である。対して、マインドフルネスは、気づきの部分のみがクローズアップされているように思う。

　さて、マインドフルネス学会のマインドフルネスの定義によれば、「『今、この瞬間の体験に意図的に意識を向け、評価をせずに、とらわれのない状態で、ただ観《み》ること』」としている。なお、「観るとは、見る、聞く、嗅《か》ぐ、味わう、触れる、さらにそれらによって生じる心の働きをも観る、という意味である」と表現する。この定義は、まさしく仏教で言うところの六根《ろっこん》（眼《げん》、耳《に》、鼻《び》、舌《ぜっ》、身《しん》、意《い》）による認識を、ただ観ていることに他ならない。つまり、仏教の言う「念処」と異ならないことがわかる。一般に念処は、観のなかに含まれるので、結局、観と異ならないとも言える。また、「意図的に意識を向け、評価をせずに、とらわれのない状態で、観る」と述べているが、私たちの心は、何かを捉えると必ず、楽しい（楽）とか苦しい（苦）か、どちらでもない（不苦不楽）の感情が付随《ふずい》して生じるものなので、「評価をせずに、とらわれのない状態で」というのは、言うは易いが、実際に行うのは、実は容易ではない。そして、この内実は、「念」ではなくて本来は「知」との言葉で表現されていた可能性が高いと思う。

◆マインドフルネスの歴史

マインドフルネスは、アメリカで日本の禅が受け入れられた中で生まれた。仏教の瞑想法がストレス低減に役立つというので、ストレス低減法に特化して、急速に広まったものである。その最初の創唱者は、マサチューセッツ医科大学教授のジョン・カバット・ジン博士（一九四四〜現在）であった。教授は日本の禅《ぜん》に関心を寄せ、その体験の根源には道元《どうげん》禅が存在するという。ということは『正法眼蔵《しょうぼうげんぞう》』がもとになって、マインドフルネスが誕生したと言っても過言ではない。また、フランスを拠点として活躍する仏教者、ティク・ナット・ハン師（一九二六〜現在）も、東アジア世界に伝わった大乗仏教の瞑想をマインドフルネスという言葉を使って表現する。さらには最近の米国はニューメキシコ州のウパヤ禅センターを拠点として活躍する女性ロー師（老師）、ジョアン・ハリファックス師（一九四二〜現在）も、禅を学んで、同じくマインドフルネスとの言葉で、仏教の心の観察を表現する。そのどれもが同じ内実をもっている。

「指月《しげつ》の喩《たと》え」が示すように、指は月を指す道具に過ぎない。このことわざを想起すれば、どのような名称で呼ばれようが、私たちのストレスを低減し、悩み苦しみから脱却することのできる道である点では、ヴィパッサナーも、マインドフルネスも、そして念処も、まったく機能的には変わらない。どれが正しいのかという観点にこだわることなく、そのどれをも、しっかりと受け止めたいものである。

はじめてみよう！

マインドフルネス瞑想エクササイズ

樫尾《かしお》 直樹《なおき》

ここでは、マインドフルネスの基本的なやり方や、はじめるにあたっていくつか気をつけたい点など、マインドフルネス実践のマニュアルについてお伝えしたい。

◆呼吸を眺める ―― 基本

マインドフルネスの基本は、しっかりと自分に気づいているという状態を作り、それを持続させることである。そして、その状態を、静かに坐っている瞑想時だけでなく、ふだんの生活でも維持するということが大切だ。

では、「自分に気づいている」というとき、自分の何に気づいていればいいのだろうか。みなさんの進み具合によって、気づく対象は変化するが、基本は〝呼吸〟である。

ふつうに息を吸って吐く。あえて深くする必要はない。

このシンプルでベーシックな運動を、ただひたすらまるごと感じ切るのである。

「生きている」ということは、「息をしている」ということだ。私たちのいのちの根源的な営み、これこそが私たちの生の実相なのだから、呼吸を眺めるという行いは自分の生をまさに生き生きと大切に生きることにほかならない。

鼻がつまっていれば口でかまわないが、そうでないときは、口を閉じて舌を上顎に軽くつけた状態で鼻で息をし、目を閉じてこの鼻呼吸を観察する。

「観察」すると言っても、「いま鼻で呼吸をしている」とか「鼻の穴を息が通っている」というふうに言語（内語）化するのではない。言語化してしまうと、言葉で自分の状態にラベルを貼るだけに終わってしまう。

そうではなくて、鼻の穴の粘膜を空気がなでていくのをただただ感じるのである。「自分に気づいた」ことを二次的に事後的に言葉にするのではなく、言語を媒介にせず自分に起こっている空気の運動を直接感じるということが「自分に気づいている」という一番根本的な状態である。

こんなふうにして自分の呼吸をただひたすらまるごと感じていくと、いろいろな発見があるが、それをここで言語化してしまうと、これからマインドフルネスをはじめようというみなさんにとって、私が語った経験をしなければならないという先入観を与えてしまうので、その「発見」については書かないことにする。

まずは、ご自分で鼻の呼吸を眺めていっていただきたい。

◆からだを調《ととの》える――坐法

マインドフルネスの基本は呼吸を眺めることにつきるので、からだはどんな体勢をとっていてもいいのだが、できれば次の二点に留意していただけると、瞑想の効果が出やすくなる。

一、背筋をまっすぐに伸ばす

二、下半身を安定させる

の二点である。

背筋がまっすぐに伸びていると息が通りやすくなり、下半身が安定しているとからだが気にならなくなってマインドフルネスに集中しやすくなるからだ。

自宅で行うときは、⑴椅子に座るか、⑵床に坐るか、どちらかやりやすい座り方を選ぶ。腰痛や関節痛のある方は、無理せず椅子に座ったほうがいいだろう。

⑴椅子に座る場合は、できるだけ自分のからだに合った椅子に、膝は直角で、奥までお尻を入れて、背もたれは使わないで、そのまままっすぐ背筋を伸ばす。頭頂から糸で吊るされているのをイメージすると背筋がまっすぐになる。手は太腿の上に軽くのせる。座りが悪くてからだがなんとなく落ち着かない場合は、フィッティングシートなどで補助してもいい。

⑵床に坐る場合は、ヨーガマットなどを敷いて、そこに坐禅で使う坐蒲《ざふ》か、ざぶとんを折って坐る。足は片足を反対の足の腿《もも》にのせる半跏趺坐《はんかふざ》か、両足を反対の足の腿に交互にのせる結跏趺坐《けっか》、あるいは足をくまないで前で揃えるヨーガの簡易坐法か、自分のからだでできる

坐り方を選ぶ。両膝が床についたとき、背筋が無理なく伸びる高さになるようざぶとんの高さを調節する。ざぶとんを二枚使うか、上のざぶとんを半分に折るか、あるいはざぶとんの上にバスタオルを置くかなどして調節する。半跏趺坐や結跏趺坐の場合は、上にきている足と同じ側の手を上にして法界定印《ほっかいじょういん》を結び、ヨーガの箇易坐法の場合は、手のひらを上にして親指と人差し指の腹を合わせるなど、印《いん》を結ぶ。

いずれにしても、背筋がまっすぐに伸びて下半身が安定している状態をつくるということが大切である。

このようにからだを調えたら、タイマーをつけて、目を閉じて、鼻の呼吸を眺めていく。時間は理想的には二十分以上だが、最初は、一分でも三分でも五分でも自分で無理のないようにできるだけやってみる。二十分以上というのは、静かに座って十五分経つと深い意識

実践！マインドフルネス
（椅子に座って行う場合）

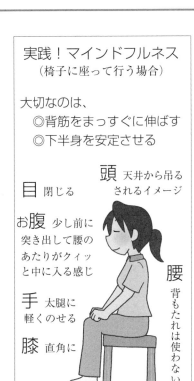

大切なのは、
◎背筋をまっすぐに伸ばす
◎下半身を安定させる

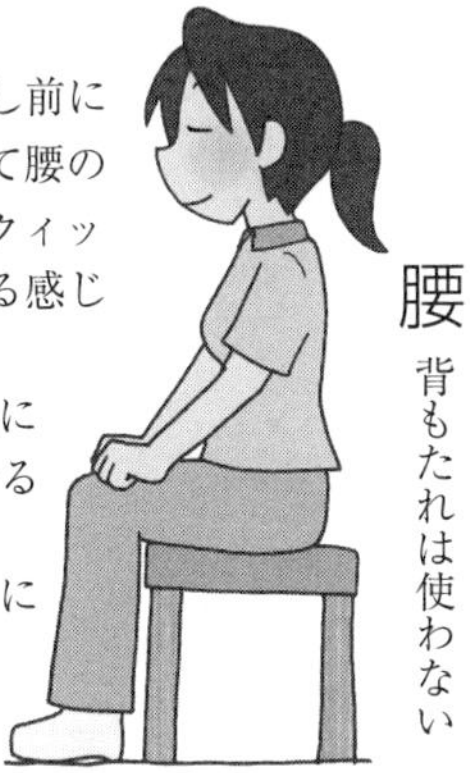
頭　天井から吊るされるイメージ
目　閉じる
お腹　少し前に突き出して腰のあたりがクィッと中に入る感じ
腰　背もたれは使わない
手　太腿に軽くのせる
膝　直角に

「まあ、これでいいかな？」
といういい加減さがコツ。

樫尾直樹著『慶応大学マインドフルネス教室へようこそ！』（国書刊行会）をもとに作成

になるので、その状態を五分以上保つのが望ましいということである。

呼吸を観察していると、いろいろと雑念がわいてくるが、雑念に気づいたら、まきこまれずそこで切って、また呼吸の観察に戻ること。

毎日行うことが肝要だが、「毎日やる」というのがストレスになるといけないので、まずは一週間やってみて、これはいいぞということであれば、また一週間やってみる、という感じで続けていってみてほしい。

そのときの心身の状態によって、続けられない場合ややりたくない場合があるので、そんなときは無理しないで中断すること。マインドフルネスやその他の瞑想が本当に自分に必要になってきたら、またはじめてみるのがいいと思う。

◆からだを感じること
――ボディスキャン

これまでお話ししてきたように、マインドフルネスは呼吸にはじまり、呼吸に終わるといっても過言ではない。

しかし、自分の鼻呼吸をただ感じるというのは、実際やってみるとなかなか難しいのだ。さきにお話ししたように、私たちはなんでもすぐに本能的に言語化してしまうので、感じるということが苦手なのである。

そのうえ、私たちはふだん自分のからだや、呼吸のようなからだの中で起こっていることについてはまったく関心を示さないので、呼吸を感じてくださいと言われても、なかなか純粋にヴィヴィッドに感じることはできない。

だから、運動の前にはストレッチなどのウォーミングアップが必要なように、マインドフルネスにも準備運動が必要である。

呼吸もからだの一部なので、からだを観察するボディスキャンが、私たちの感受性をアップさせるのに役立つ。

マインドフルネスのもとになった、上座部仏教のヴィパッサナー瞑想では、ブッダ・シャキャムニ（お釈迦さま）の『アーナパーナサティ・スートラ』（息の出入の気づきに関するお経）に基づいて、呼吸の観察、からだの観察、という流れで行っていく。

それに対して、マインドフルネスでは、自分をなかなか感じられない、まさに不感症な現代人の鬼門を考慮して、呼吸の観察の前に、からだを感じる練習をする。

具体的には、からだの各部位に意識を向けて、しっかりと感じ切っていく。足裏からはじめて頭頂

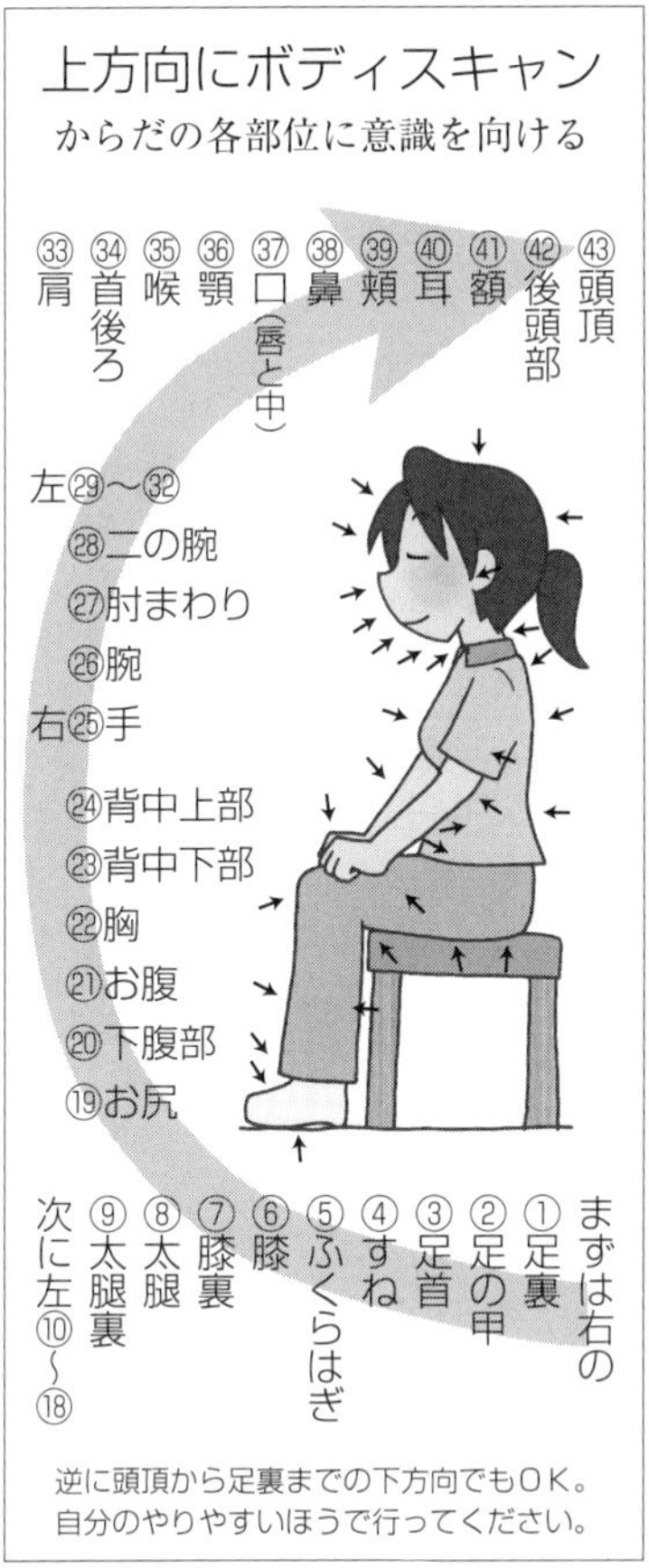
上方向にボディスキャン
からだの各部位に意識を向ける
まずは右の
①足裏
②足の甲
③足首
④すね
⑤ふくらはぎ
⑥膝
⑦膝裏
⑧太腿
⑨太腿裏
次に左⑩〜⑱
⑲お尻
⑳下腹部
㉑お腹
㉒胸
㉓背中下部
㉔背中上部
右㉕手
㉖腕
㉗肘まわり
㉘二の腕
左㉙〜㉜
㉝肩
㉞首後ろ
㉟喉
㊱顎
㊲口（唇と中）
㊳鼻
㊴頬
㊵耳
㊶額
㊷後頭部
㊸頭頂
逆に頭頂から足裏までの下方向でもOK。
自分のやりやすいほうで行ってください。

までという上方向のボディスキャンと、逆に頭頂から足裏までという下方向の二種類があるが、自分のやりやすいほうで行えばよい。

　ここでは、上方向のボディスキャンで簡単に説明する。

①右足裏→②右足の甲→③右足首→④右すね→⑤右ふくらはぎ→⑥右膝→⑦右膝裏→⑧右太腿→⑨右太腿裏→同じく⑩左足裏……⑱太腿裏→⑲お尻→⑳下腹部→㉑お腹→㉒胸→㉓背中下部→㉔背中上部→㉕右手→㉖右腕→㉗右肘まわり→㉘右二の腕→同じくしろ→㉙左手……㉜左二の腕→㉝肩→㉞首う→㉟喉→㊱顎→㊲口（唇、口の中）→㊳鼻→㊴頬→㊵耳→㊶額→㊷後頭部→㊸頭頂

という順番で、一部位二呼吸くらいの間、意識を向けて感じていく。

　毎日続けていくと徐々に呼吸が深くなっていくので、気がつくと一セッションで十五〜二十分くらいたっていることがある。もう少し短めで行いたいときは、右足と左足、右手と左手を同時にスキャンしてもいいだろう。

　ボディスキャンを一セッション行ってから、連続で鼻の呼吸の観察に入ること。

　からだをかなり感じられるようになったら、各部位に意識を向け感じてから、その部位のあたりの力を抜くというやり方もあるので、試してみてほしい。リラックスが進んで、マインドフルネスがより深くなっていく。

◆心をみつめる

仏教で身口意《しんくい》の三業《さんごう》とか三密《みっ》と言われるように、からだと呼吸と心は、ふだん私たちがそう思い込んでいるようなバラバラなものではなく、本来はひとつである。私たち人間存在を同時に構成している三つの次元（アスペクト）である。

だから、マインドフルネスで呼吸を眺めると、三つの次元が連関して活性化するので、心（意識）が自分の内側に留まり続け、からだも脱力してエネルギーが円滑に流れることによって、心身全体がリラックスする。

この意味で、呼吸という運動の中に、私たちの生のすべてに対する気づきとしてのマインドフルネスの真髄があると言える。

しかし、さきに見たように、私たち現代人にとっては、自分のからだを感じることもままならないので、からだ、呼吸、心、という順番でひとつずつじっくりと感じていく訓練をする必要がある。

そこで、呼吸やからだの観察が上手になってきたら、自分の感受、気持ち、感情、思惟、思考といった「心」を眺め観察する実践に入っていく。

ただ、ここでは紙幅の都合で、マインドフルネスの基本実践についてのみお伝えするのにとどめよう。

これからはじめようという方は、まずは、ボディスキャンと呼吸の観察にじっくりと取り組んでいただきたい。

◆留意点と生活での応用

最後に、マインドフルネスをはじめるにあ

たって留意したい、いくつかの注意点についてお話ししよう。

(1) まず、マインドフルネスを行う環境について。ひとりの部屋で適温で静かな空間で座ること。ただでさえ雑念がわいてくるので、集中できる環境が望ましい。気になるノイズがある場合は、ノイズキャンセリング・ヘッドフォンを使ってもいいだろう。

(2) ゆったりとリラックスするために行うのだから、実習の前後には時間的余裕をもっておくのがいいだろう。マインドフルネスは基本的に一日のうちでいつ行っても問題はないが、できれば一日の始まりの朝がもっとも好ましい。あと、食後すぐと寝る直前は行わないこと。気持ち悪くなったり、眠れなくなったりすることがあるからだ。

(3) マインドフルネスは、他の瞑想に比べると、ひとりでも行える比較的安全な瞑想である。とはいえ、瞑想のひとつであることにはかわりはないので、できれば信頼のできる指導者に指導してもらうのがよい。自分がいまどこまで進んでいるのか、次に何をしたらいいのかについて適切なアドバイスをもらうということも大切である。

それと同時に、実習していると、自分が大きくなってすごく力があると錯覚してしまうような、禅でいうところの「魔境《まきょう》」と呼ばれる「自己肥大」や「自己膨満」が起こることがある。どんどん実践して意識が深くなっていくと、ふだん抑圧している深層意識が開いて、怒りや嫉妬といったネガティブな感情が噴出してくることもある。

そんなときには相談する指導者が必要なのである。現在、我が国にはマインドフルネスのレッスンを受けられるセンターがたくさんある。なかには信頼できそうにない指導者が運営しているセンターもあるので、ご自分の目と経験で確かめて、この人だったら信頼してレッスンを受けられるなと思える指導者を見つけることをおすすめする。

(4)　マインドフルネスには、ストレス低減、集中力・やる気アップ、幸福感の向上、おだやかな心などさまざまな効果が期待できるが、自分が獲得したい目標を明確にして、毎日しっかりじっくり取り組むことが大切である。マインドフルネスのしくみと効果について納得がいくまで理解してから、「さあ、やるぞ！」という断固たる気持ちではじめるのがいいと思う。なぜかというと、個人差はあるが、マインドフルネスはちょっとかじったからといってすぐに効果が出るものではないし、強いモチベーションがないとなかなか続けられないことがあるからだ。

マインドフルネスを含めたすべての瞑想は、ふだんの生活の中で活かす、ふだんの生活の中で瞑想を生きることが最終目標である。基礎をある程度やったら、日常生活の中でマインドフルネスを応用してみよう。

※詳しくは、拙著『慶応大学マインドフルネス教室へようこそ！』（国書刊行会）をご覧ください。

マインドフルネスや瞑想をやってみたい方は、

メール kashio@keio.jp までご連絡ください。

マインドフルネスの可能性

保坂《ほさか》 隆《たかし》

マインドフルネス（Mindfulness）とは「念《ねん》」「気づき」を意味し、「今・この瞬間」の現実に常に気づきを向け、あるがままに知覚したり、思考や感情にとらわれない心の持ち方や存在のありようを言う。

元々はブッダが説かれた瞑想法（パーリ語で「サティ」）であり、人生の苦悩から解放されるための方法として、仏教のさまざまな伝統の中

◆マインドフルネス瞑想とは

マインドフルネス瞑想は、一九五〇年代からの「第一世代行動療法」（いわゆる行動療法）、一九七〇年代からの「第二世代行動療法」（いわゆる認知行動療法）に続く、「第三世代行動療法」と言われている。二〇〇〇年代以降の話である。

で受け継がれ実践されてきた。

その瞑想法が近代になって東洋の英知の一つとして欧米で注目され、やがて一九七〇年代にアメリカ人のジョン・カバット・ジン博士が、その瞑想法から仏教色を取り払って現代的にアレンジした「マインドフルネスストレス低減法」を開発したのである。それが、現在のマインドフルネス瞑想の原点である。

ジョン・カバット・ジン博士によるマインドフルネスの定義とは、

「意図的に、現在の瞬間に、そして瞬間瞬間に展開する体験に、判断をせずに注意をはらうことで現れる気づき」

だという。

マインドフルネスストレス低減法は、その後、「マインドフルネス認知療法」や「アクセプタンス・コミットメントセラピー」など、より有用性の高い方法へと進化している。

◆精神腫瘍《しゅよう》科の臨床《りんしょう》から マインドフルネス瞑想へ

私は、聖路加《せいろか》国際病院の「精神腫瘍科（＝がん患者とその家族の心のケアを専門とする精神科）」に勤務していた精神科医(注)である。

この精神腫瘍科での臨床において、一つの有効な方法として、私は、マインドフルネス瞑想にたどりついた。

私がマインドフルネス瞑想にたどりついた経緯を記しておこう。

まず、がんになった患者さんの多くは、「がんになったこと」をスタート地点として、あれこれ悩んだり不安になったりしながら、「がんにならなければよかったのに、実際にはがんになった」というスタート地点へと戻るという、いわば「堂々巡《どうどうめぐ》り」をおこなう。

この堂々巡りをやめさせるために、私は患者さんに、よく、次のような二つの助言を伝えていた。

第一に、何かに夢中になっていると、その時間だけでも堂々巡りから脱却できるので、料理、アイロンがけ、お風呂のタイル磨《みが》き、机の整理など、なんでもいいので集中してみてほしい……という助言である。

第二に、脳の仕組みのうえから、堂々巡りなどしてもしょうがないのだ……という助言である。たとえば、

▼脳には、「過去の後悔のネタを探し続ける」、そして「未来の心配や不安の種《たね》を探す」という「癖《くせ》」があるので、そんな脳に振りまわされず、過去や未来ではなく〝今・ここ〟を意識して生きること。

▼脳は、血液を送り出す心臓・尿をつくる腎臓・解毒《げどく》する肝臓などと同じで、「考える臓器」の一つにすぎず、それは〝自分自身〟ではない。だから、脳から自分を切り離して、客観的に眺めてみること。

このような臨床をおこないながら、私は、「患者さんにとって、さらに有効な方法はないだろうか」と模索しているうちに、上座部《じょうざぶ》仏教のサマタ瞑想（止《し》）やヴィパッサナー瞑想（観《かん》）などを知り、それらを経て、マインドフルネス瞑想へとたどりついたのである。

◆マインドフルネス瞑想の臨床的効果と脳科学的研究

マインドフルネス瞑想にたどりついた私は、その有用性などについて調べた。すると、マインドフルネス瞑想の臨床的効果を報告する、おびただしい数の論文があった。たとえば、うつ病の再発リスクを有意《ゆうい》に減ずることや、メタ解《かい》析《せき》でも乳がん患者への効果は示されている。

また、すでに多くの脳科学的な研究が、マインドフルネス瞑想の効果や発現メカニズムを解明している。たとえば、脳波研究では、瞑想はγ《ガンマ》波を増強させていることが明らかになり、さらには、脳の形態的にも、瞑想者の右脳の島《とう》皮《ひ》質《しつ》後部が肥《ひ》厚《こう》していることが報告されている。

◆マインドフルネス瞑想の可能性と問題点

このようなマインドフルネス瞑想に対して、私は、日々の臨床に有益であることを感じつつも、日本の医療においては、次のようないくつかの問題点もあると思っている。

① 治療法ではなく、スキル（技術）として導入されたこと

日本では、マインドフルネス瞑想は、まず、「米国では有名企業も取り入れている瞑想」というような紹介のされ方が多かった。企業がマインドフルネス瞑想を導入することにより、仕事の効率が上がった、パフォーマンスが上がった……というような紹介のされ方が、ビジネス

系の雑誌でなされたのだ。

それゆえ、わが国では医療における臨床以前に、企業の福利厚生《ふくりこうせい》に取り入れられるという動きがあった。その意味では、マインドフルネス瞑想は臨床の「治療法」ではなく、集中法やリラクセーション法のような「スキル」として導入されたという特殊性がある。

②「輸入版」には標準化とインストラクター養成が必要

マインドフルネス瞑想は米国で仏教を源《みなもと》として開発され、それが、国民の多くのＤＮＡに仏教が根付いている日本に「逆輸入」された。そして今、マインドフルネス瞑想は、日本の企業やトレーニングセンターで、無批判に取り入れられているわけだが、そこに問題はないだろうか。

つまり、輸入版標準化の検討（翻訳の適否や、日本人を対象とした検証など）や、その輸入版を行って同等の効果が出せそうなインストラクターの養成が必要なのではないかと思う。

③日本の患者さんは、「瞑想」よりも「処《しょ》方箋《ほうせん》」を好む

日本の医療の場では、有形無形で言えば、無形のものには敬意は払われないものだ。一時間かけてカウンセリングしても、「では治療をお願いします」とか「薬はないんですか？」といった質問が多い。今のカウンセリングこそ治療なのだと、改めて説明することになるが、納得されないこともある。

逆に、話は聞いてもらえなくても、「処方箋」

を渡せば、ありがたく受け取っていただけるのだ。

このような医療文化の中で、瞑想を導入しても、そこに価値を見出してくれる患者さんはまだ少ないと思う。

④日本では、「セルフケア」の概念は、一般化されにくい

自分自身で、病気にならないような生活習慣を身につけることを「セルフケア」と言う。たとえば運動習慣や、ベジタリアンになること、定期的に断食《だんじき》することなどは、このセルフケアに相当する。欧米では、セルフケアの考え方が定着している。

これに対して日本人は、風邪をひけばクリニックに行く、膝が痛ければ病院を受診する……など、医療機関をすぐ利用する。日本は「国民皆保険」だからだ。医療費が高騰《こうとう》することに問題意識が少ないのも、国民皆保険であるゆえだ。

瞑想は、心身の健康を維持するセルフケアに相当する。病気になっても病院やクリニックがあるから……と思っている国民が、わざわざ瞑想する健康習慣を身につけるかどうかは疑問だ。

⑤何かが足りない……

前述のように米国から逆輸入されたマインドフルネス瞑想に対して、私は、当初から「何かが足りない」と思っていた。

それは私が五十九歳で高野山《こうやさん》大学大学院に社会人入学して仏教を学んだ人間だから言うわけ

ではないが、「仏教色」が足りないのだ。

もちろん、それは当たり前ではある。ブッダが提唱した瞑想法が米国に渡り、仏教色を取り除いて出来上がったものがマインドフルネス瞑想だからだ。

しかし、心の奥底に仏教が組み込まれてきた日本人が、このマインドフルネス瞑想で、十分満たされるのだろうか。

◆「慈《じ》悲《ひ》」が足りない！

マインドフルネス瞑想には「仏教色が足りない」と指摘したが、より具体的に言えば、ずばり、「慈悲」のこころが足りないと思う。

米国でも、実際、マインドフルネス瞑想と「慈悲の瞑想」を組み合わせておこなっているケースもあるようだ。それによると、

(1) 健常者においては、陽性感情を高め、気持ちのつらさを軽減するという報告

(2) 臨床的には、うつ病・ＰＴＳＤに有効とするという報告

などがあるが、まだ実証的研究は少ない。

私は、マインドフルネス瞑想に、次のような上座部仏教の慈悲の瞑想をアレンジしたものを組み合わせ、臨床において、必要に応じて活用している。

私が幸せになりますように　（息を吐きながら三回、以下同）
私が健康になりますように
あの人が幸せになりますように
あの人が健康になりますように
乳がんの人すべてが幸せになりますよ

うに
乳がんの人すべてが健康になりますよ
うに
生きとし生けるものすべてが幸せにな
りますように
生きとし生けるものすべてが健康にな
りますように

さて、今後、日本でマインドフルネス瞑想を広めて定着させるためには、何をしていけばいいのか。

良い先行モデルがある。認知（行動）療法が、二〇一〇年度改正から、診療報酬化されたことである。

マインドフルネス瞑想も、「診療報酬化」ということを、一つのゴールとして設定してみてはどうか。

マインドフルネス瞑想は、標準化・インストラクター養成の後に、エビデンス（臨床結果）の集積、治療場面への導入の日常化などを経て、診療報酬化された時に、初めて日本に定着したと言えるのではないか。

注……現・保坂サイコオンコロジー・クリニック

現代アメリカ仏教とマインドフルネス

ケネス田中《たなか》

◆マインドフルネスの普及

アメリカ政府による二〇〇七年の統計によると、アメリカ全土で約二千万人もの人が健康のために、マインドフルネスを含む何らかの種類の瞑想（メディテーション）を行ない、二〇〇九年にはマインドフルネス関連に年間四十二億ドル（約四千八百三十億円）もの費用が使われたそうである。また多くのテレビ・ラジオ番組、新聞、雑誌（ABC News, CNN, Fox News, Cosmopolitan, the New York Times, National Public Radio, Oprah Magazine, the Wall Street Journal, Ladies Home Journal, WebMD）がマインドフルネスを大きく取り上げてきた。さらに有名企業（General Mills, Ford, Facebook）で従業員のためにマインドフルネスの実践を社内で推進している例が報告されている。[1]

このようなアメリカ社会におけるマインドフルネスの普及を象徴する具体例として、三名の実践者を紹介しよう。

最初は、サウスカロライナ州に住む国会議員、マーク（Mark）氏である。彼はあるメディアの取材の中で、三年ほど前に落選した際、マインドフルネス瞑想を始めたことを語っている。マーク氏は熱心なキリスト教徒であるが、当時一年ほど田舎でゆったりした生活を送り、その間にマインドフルネス瞑想を行なった。この経験を通して、アメリカ文化に欠けていて仏教が重視する「今」（present）を大切するようになり、以前のように常に次のことを考えることに追われるのではなく、今、目の前にいる人や現在行なっていることに意識を集中するようになったという。そして取材の翌日には、マーク氏が国会議員に当選したという朗報が入ったそうである。[2]

二人目はルービン（Rubin）さんという女性である。ニューヨーク在住のルービンさんは「ハッピーな人生ではない、これではいけない」ということを周囲に漏らした際、仏教徒ではない友達から「ではマインドフルネスをやったらどう」と言われ、瞑想を始めた。これが彼女にとって大変な効果があったのである。ルービンさんはマインドフルネスについて「心を落ち着かせ、脳の機能を高めてくれる。この今の瞬間の経験をよいものにしてくれる。ストレスを軽減し、そして痛みを癒やし、悪い癖を直してくれる。人々をハッピーにさせ、身構えることが少なくなり、他者と関わっていくことを促進してくれる」と話している。彼女は『幸福のプロジェクト』（*The Happiness Project*）という本を書き、同書はニューヨークタイムズのベストセラー・リストに二年間も載り続けた。(3)

三人目は、筆者の次男の嫁サンディ（Sandi）である。カリフォルニア州の私立小学校で一年生担当の教員をしている彼女は、二十名の子供たちにマインドフルネス瞑想を毎日昼休みの直後に必ず数分行なってもらっている。子供たちは喜んで参加し、教室に敷かれているじゅうたんの上で足を組み、目を瞑《つぶ》るそうである。その時間以外でも、子供たちの感情が高ぶり過ぎたり落ち着きを失ったりした時にはマインドフルネスを導入している。その結果、集中力（focus）、自己への気づき（self-awareness）、落ち着き（calm）、同情性（empathy）、感情のコントロール（impulse control）の向上といった良い教育効果が出ていると、マインドフルネス効果を筆者に賞讃している。このような結果を受けて学校側も保護者たちも、サンディがマインドフルネス指導の講座を定期的に受講することを後押ししてくれている。

◆ジョン・カバット・ジンの貢献

マインドフルネスの発展における重要な立役者は、科学者のジョン・カバット・ジン（John Kabit-Zinn）氏である。彼は一九七九年に南方上座部系の仏教グループの中で瞑想法を教わり、マサチューセッツ州大学のメディカルスクール（医学部）においてマインドフルネスを中心としたクリニックを始めたのである。彼はその時点で宗教の枠からマインドフルネスの瞑想法を取り出したというところに先見の明があった。

その後「マインドフルネスに基づくストレス低減」（Mindfulness Based Stress Reduction）というトレーニング方法が成立していった。このプログラムは八週間コースで、毎週二時間マインドフルネス瞑想とボディ・スキャンを行ない、家でDVDを見たり宿題を行なったりして、六週間目には七時間のリトリート（集中的な特別プログラム）をする。

このトレーニングに関してはさまざまな効果が明らかになっている。例えば、心臓病、癌、肺疾患、高血圧、頭痛、慢性的な痛み、不眠症、皮膚病、不安、ストレスなどの改善が見られる。このうち特に身体的な悩みを調査した結果、三十六パーセントの症状が軽減されたそうである。[4] このプログラムは今でも盛んに行なわれ、一九七九年以来一万七千人が参加しており、また、五千人の医師がこのコースを推薦している。[5]

◆社会へのより広い応用

以上のように、マインドフルネスはもはや仏教の枠を超えて、教育機関、病院、企業、刑務所、そして軍隊などにも応用されている。[6] さらにはうつ病や双極性障害（躁うつ病）にも効果が出ており、アンチエイジング（抗加齢）にまで効果が現れるという報告もある。

このように、もはや宗教の枠を超えているマインドフルネスであるが、これに対して批判もある。なぜならば、マインドフルネスや瞑想が、産業主義や営利主義に基づく大きな産業の一側面となっているからである。

このところマインドフルネスに関する商売が拡大してきている。瞑想を指導するトレーナーという職業が生まれ、マインドフルネスを行なうための坐蒲《ざふ》のようなグッズもよく売れている。リトリートの運営や宣伝に関してもかなり大きな資金が動くようになってきた。

さらに、マインドフルネスの応用にも批判的な意見が出ている。例えば大企業がマインドフルネスを導入し、また軍隊でも用いている。そうなると、宗教から発生した瞑想が、金儲けや戦争という非宗教的な目的を手助けして良いのか、という批判も出てくる。しかし、今のところマインドフルネスの人気はとどまる気配がないのである。

◆ブームの社会的意義

マインドフルネス・ブームがもたらす社会的意義について、詳しい論証は紙幅の都合で省かざるを得ないが、マインドフルネスがなぜこれほどポピュラーになり、これほど広まったのかというと、現代社会に合っているからだと思われる。現代社会という現象には、平等化、理性化、多様化、世俗化、個人化という五つの特徴があると筆者は見ている。要するに、そうした特徴にマインドフルネスが合っていたということである。(7)

ここで重要なことは、マインドフルネス・ブームは仏教の枠を超えていくので、それによりマインドフルネスの仏教色は弱まっていくと危惧される。それは、マインドフルネスを行なうこと自体に仏教を学んだり実践したりすることが求められないからである。

しかし、巨視的に見ると、マインドフルネスは仏教がアメリカ社会へ浸透していくことを推進する役目を果たすことになるだろうと筆者は考える。さらにもう一つ、いずれにせよマインドフルネスには仏教的な要素は少なからず残るので、アメリカにおける仏教の存在感を保ってくれると思う。(8)

筆者の友人のジェフ・ウィルソン准教授は著書『マインドフル・アメリカ』(9)（*Mindful America*）で、このマインドフルネス・ブームという現象について興味深い評価を下している。彼は、マインドフルネスがアメリカにおける「現世利益《げんぜりやく》」（secular benefit）だと見ているのである！

仏教がアジアに広まった理由は、悟るためだけではないことは明らかである。もしもそれだけであったとしたら、仏教徒はごく限られた数になっていたと思う。特に日本では死者儀礼と合体したことで仏教はこれほど普及したと言える。

アメリカで仏教に改宗する人々は、死者儀礼にはほとんど興味を持たない。仏教に死者儀礼を求めてはいない。では何を求めるのかというと、マインドフルネスなどのメディテーションである。

マインドフルネスが現代人の日常のいろいろな問題を和らげてくれる効果があることから、ジェフ・ウィルソン准教授が、「マインドフルネスはアメリカの現世利益的なものである」と説明しているのは、言い得て妙である。

（1）（2）（3）（9）Jeff Wilson *Mindful America* (Oxford University Press, 2014)

（4）安藤治『心理療法としての仏教』二〇〇三年、法藏館。

（5）Center for Mindfulness（マサチューセッツ大学）のパンフレットより。

（6）ワシントンポスト紙によれば、軍隊ではマインドフルネスがＰＴＳＤ（心的外傷後ストレス障害）の回復に有効であるという結果も出ている。

（7）ケネス・タナカ『目覚める宗教――アメリカに出会った仏教』二〇一二年、サンガ新書。

（8）ケネス・タナカ『アメリカ仏教――仏教も変わる、アメリカも変わる』二〇一〇年、武蔵野大学出版会。

第五部

マインドフルネスと伝統仏教

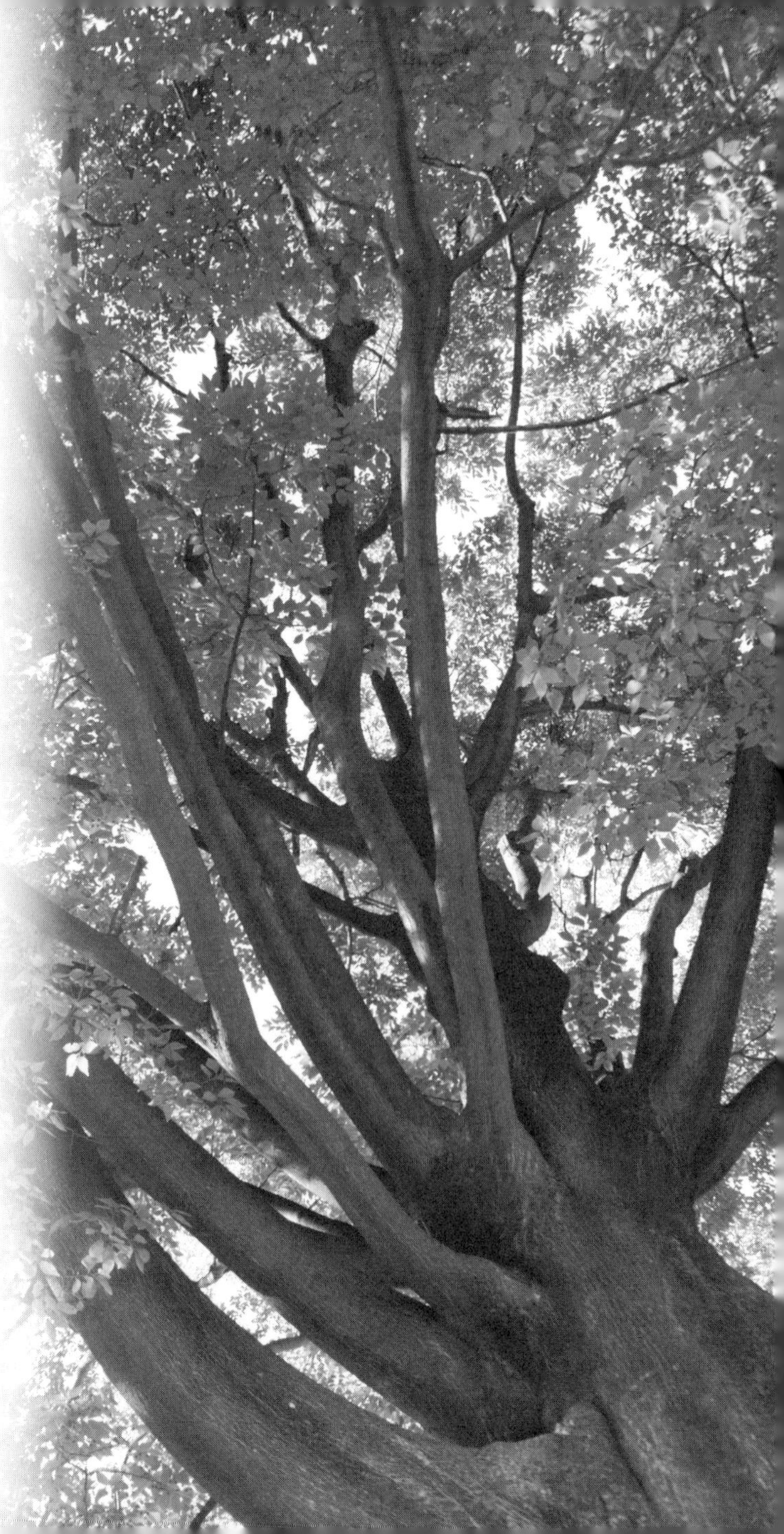

曹《そう》洞《とう》禅《ぜん》とマインドフルネス

藤田《ふじた》一照《いっしょう》

◆曹洞禅の行持の基礎としての仏教的マインドフルネス

「思考、感情、知覚、身体感覚などに対する反応として、現在の瞬間において経験の中に立ち現われてくるすべてのことに、価値判断をさしはさまずに、オープンで受容的な注意を向け続ける」

という意味でのマインドフルネスの源流は、仏教の「正念《しょうねん》」であると言われている。そのようなマインドフルネスなら、曹洞宗開祖である道元禅師《どうげんぜんじ》の主著『正法眼蔵《しょうほうげんぞう》』の『八大人覚《はちだいにんがく》』の巻に「第五不忘念《ふもうねん》（正念を忘れないこと）」として曹洞禅の教えの中にしっかりと位置づけられている。

また、曹洞禅の宗風を表す、

「威儀即仏法《いぎそくぶっぽう》　作法是宗旨《さほうこれしゅうし》（行住坐臥《ぎょうじゅうざが》における正しい立ち居振る舞いがそのまま仏法であり、日常のあらゆる所作そのものが宗門の奥義である）」

は、マインドフルでなければとうてい体現することができない。だから、曹洞禅の修行者にとっては、伝統的にそのような西洋の言葉で表現されて来なかっただけで、常時マインドフルな状態で事に臨《のぞ》むよう心がけることは必須なのである。

　曹洞禅では、行鉢《ぎょうはつ》（食事をいただく修行）も、典座《てんぞ》（食事を作る修行）や清掃、畑仕事といったあらゆる作務《さむ》も、そして洗面やトイレの使用といった日常茶飯の事も、すべての行持がマインドフルに（＝綿密に）為《な》されなければならないこと（「行持綿密」）が強調されている。それは、僧堂での生活規範を記した『永平清規《えいへいしんぎ》』の中の『赴粥飯法《ふしゅくはんぽう》』、『典座教訓』、あるいは『正法眼蔵』の中の『洗面』、『洗浄』の巻などを紐解けば明確に知ることができる。

　これらの書は、いかにしてマインドフルに日々を送るかが具体的に示された貴重な「マインドフルネス文献」として解読することができるだろう。さらに、戒もまた、マインドフルであることを抜きにしては、実際に守り続けていくことができないはずである。

　海外でのマインドフルネス隆盛の波がようやく日本にも届き、「マインドフルネス」が人口に膾炙《かいしゃ》されつつある現在、マインドフルネスで言われていることが、伝統的な曹洞禅の教義や実践の基礎には、その大きな構成要素としてすでに豊かに含まれていたという事実を、あらためて確認しておくべきだろう。マインドフルネスは、釈尊の最初の説法（正念を含む八正道《はっしょうどう》）から最期の言葉（不放逸＝マインドフルネス）まで終始一貫している、仏教を仏教たらしめている本質の一つだと言える。曹洞禅が「正伝《しょうでん》の仏法」を標榜している以上、そのようなマインドフルネスをまっすぐに受け継いでいることは当然と言えば当然なのである。

◆世俗的文脈でのマインドフルネス

　ここで問題になるのは現在しばしば、「マインドフルネス」という言葉で指示されているのが、今まで述べてきたような仏教的文脈での伝統的マインドフルネス（正念）ではなく、それとは区別される、世俗的な文脈（例えば心理療法の現場やビジネス界での社員研修など）で臨床的に応用される、西洋で新しく作り出されたマインドフルネスであるということだ。

　マインドフルネスを巡って、混乱が起きているのは、この二つの種類のマインドフルネスの違いが見落とされ、混同されたままで、同じ一つの言葉で呼ばれていることに起因する場合が多い。だから、もちろんあくまでも「仮に」であるが、「仏教的マインドフルネス」、「世俗的マインドフルネス」と別な形容詞を冠して、両者を便宜的に区別した方が良いように思われる。

　「仏教的マインドフルネス」が、それを含むより大きな修行システムの中に有機的に組み込まれて初めて意味を持つ（例えば正念は八正道のなかで他の要素とセットになっていて、そこから単体として切り離せるものとして想定されていない）のに対し、「世俗的マインドフルネス」は、特別な注意のスキル（しばしば「bare attention ＝ありのままの注意」と呼ばれる）としてそれだけを取り出して、技法的に単体で訓練しようとする。それは、どのような分野にでも応用可能な、一つの独立した、便利なツールとして考えられているからである。

このように世俗的マインドフルネスは、仏教という宗教的な文脈から脱文脈化（脱仏教化）し、相互連関を持ったさまざまな修行の束（バンドル）から一本だけを抜き出して（ディバンドリング）、心理的な問題の解決、病気の治療、健康の増進、ビジネスにおけるマネジメントや社員研修といった実際的目的に資するような効果的なテクニックの一つとして、最近、西洋において新たに創作されたものなのである。

したがって、それが仏教的ではないという批判はそもそも的外れであり、その有効性は仏教の伝統的権威によって保障される必要はなく、脳科学や認知科学などの科学のエビデンス（証拠）によって裏打ちされればそれで充分なのである。

だから、これから論じる曹洞禅と世俗的マインドフルネスの大雑把な比較対照は、決して正誤や優劣を判定し、どちらかを批判、否定するためではなく、あくまでも両者のパラダイム（考え方や方法の枠組み）の違いを明確にし、無用な混同や混乱を避けるための一助として行うものであることをあらかじめお断りしておく。なおここでは、両者の違いを際立たせる上でわかりやすい具体的な材料だと思われる、曹洞禅の中心的な行である只管打坐《しかんたざ》の坐禅と世俗的マインドフルネスの実践で重要な位置を占める呼吸へのマインドフルネスとを取り上げることにする。

◆只管打坐《しかんたざ》と呼吸へのマインドフルネスの違い

只管打坐の特徴を知るには、

「坐禅は習禅にあらず、安楽の法門なり」

と、

「坐禅は三界の法にあらず、仏祖の法なり」

という道元禅師の言葉が役に立つ。

「習禅」とはここでは特定の瞑想テクニックの習熟を目指す営みと理解してよいだろう。テクニックである以上、そこには必然的に何らかの効果、成果が期待されている。呼吸へのマインドフルネス（＝気づき）であれば、その呼び名が示している通り、呼吸に気づく力を高めるために実践がなされている。しかし、坐禅にはそのようないかなる「～のため」が入る余地はない。「二乗自調之行を作《な》すことなかれ」と強く戒められている。

だから、無所得無所悟《むしょとくむしょご》（得るものや悟りを期待することがない）な態度で只管に（ただひたすら余念なく）坐禅を行ずるのみなのである。そして、その修行（修）がとりもなおさずそのまま成仏（証）になっているという修証一等《しゅうしょういっとう》の立場は、手段としての修をだんだん積み重ねていって、その成果としていつか目的に達するという修と証を二元的に見る世俗的マインドフルネスの立場とは明らかに異なっている。

呼吸へのマインドフルネスは、あくまでも仏教で「三界（欲界・色界・無色界。凡夫が流転輪廻する此岸の世界）」と呼ばれる世界で、自分がうまく適応して今より幸せになるという自己満足追及のために実践される。

しかし、只管打坐は、世俗的な生活世界（「世間」）への適応の方向ではなく、「一超直入如《いっちょうじきにゅうにょ》来地《らいち》」といわれるように、仏祖の彼岸の世界へと一足飛びに入ることなのだ。世俗的マインドフルネスではこのような出世間的要素が意図的に排除されているから、それを実践する主体はあくまでも、日常的な自分（＝自我。曹洞禅では「吾我《ごが》」と呼ばれる）である。

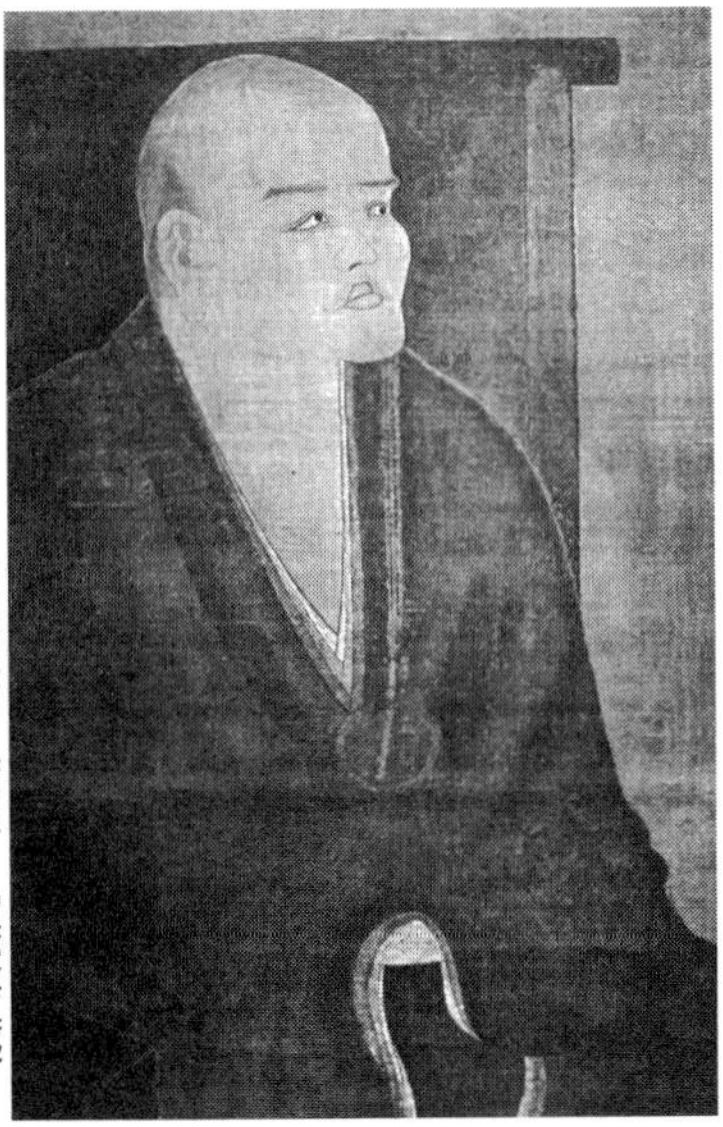

道元禅師（福井・宝慶寺蔵）

ところが「坐禅のときは、坐禅の我にてこそあれ、日来の我にてはなき也」と『正法眼蔵聞書抄』で言われるように、坐禅においては普段の自分（有我、有心）ではなく、本来の自己（無我・無心・仏）が主体になっている。

それは、坐禅において「ただわが身をも心をも、はなちわすれて、仏のいへになげいれて、仏のかたよりおこなわれて、これにしたがひもてゆく」ことによって「ちからをもいれず、こころをもつひやさずして」、仏となっているからだ（『正法眼蔵　生死』による）。

呼吸へのマインドフルネスでは、人間の側の都合によって瞑想対象として呼吸を意図的に選び、瞑想技術を磨いていく。一方、只管打坐では、そのようなテクニックのための経験の取捨選択は一切せず、

「生き生きと覚めて骨組みと筋肉で正しい坐相を狙い、その姿勢に全てを任せきってゆくだけ」

だ（内山興正老師の表現）。

要するに、両者の違いは、人間的訓練であるか、それを乗り越えた仏教的行であるかにある。この違いをよくわきまえていれば、混同を避けることができるだろう。

蛇足ながら、長い目で見れば、世俗的マインドフルネスは人々が曹洞禅へと正しく目を向ける準備をしてくれることになると筆者は考えている。

「人生上の諸問題（所有の次元の問題）」に圧倒されて、右往左往するのではなく、世俗的なマインドフルネスの実修によってそれらをうまく乗りこなしていく〈人生スキル〉を身につけ、世間での生活に落ち着きと展望を取り戻すことができれば、そこからさらに、曹洞禅が取り組んでいる「人生そのものの問題（存在の次元の問題）」に逢着する可能性が開けてくるからだ。世俗での安定した日常生活という土台がなければ、人間的生活の超越（「万事休息　諸縁放捨」）である只管打坐の坐禅は立ち行かない。したがって、曹洞禅と世俗的マインドフルネスの関係は対立的なものではなく、相補的なものと考えるべきなのである。

白《はく》隠《いん》禅《ぜん》とマインドフルネス

松下《まつした》 宗柏《そうはく》

◆頭が忙し過ぎる

今年（二〇一七年）の二月上旬のことである。お寺の庭に面した濡れ縁でネコと戯れていると、ブロンドの長い髪をしたメルヘンチックな女性が庭に入って来た。昨年より御朱印をもらいに参拝者がちらほら来るようになったので、「パンフレットをさしあげましょうか」と声をかけると、「有難うございます。お隣の白隠さんのお寺にお参りしてきました。このお寺には自然があって静かでいいですね」という返事が返って来た。そして、濡れ縁に腰かけて次のような話をしてくれた。

「自分は、高校生の頃からバンドを始め、やがてレゲエ、ヒップホップを得意とする六人組のプロバンドに参加して、ラップを担当した。二〇〇五年には曲がヒットしたが、睡眠時間が二時間というような日々が続きついに燃え尽きて、二〇〇八年には脱退してバンドは解散した。十年間続けた音楽活動を休止した。

それから五年間、鬱《うつ》の世界に入った。生きている意味が分からない、全てをネガティブに考え、お酒に手をだす。着るものは黒やグレー、朝になるまで眠れない昼と夜が逆転した暗い日々が続いた。ただ自分は感覚的に生きてきた人間で絵が好きだからと、がむしゃらに絵を描き続け、絵本を自費出版した。そうすることによって、鬱状態を脱することが出来た。

精神科や心療内科には患者が多すぎる、困っている人だらけ。現代人の頭は忙し過ぎる。不平不満や余分なゴミがいっぱい入っていて脳がふくらみ、気がとどこおり生命のエネルギーが落ちているように感じる。とくに最近、イライラしている人が増えている。頭を休めることが必要だ。お医者さんから病名をもらって安心し薬に依存している人、自分を見つめ、自分と向き合って解決の道を見つけようという人、自覚している人は少ない、半分半分位かな?」

◆丹田《たんでん》呼吸の力

彼女の話は続いた。

「その点、丹田呼吸で身心を調え生命エネルギーを高めていくヨガは有効だと思う。以前はこちこちに固かった体が柔らかくなり新陳代謝がよくなり、すっかり心地良くなった。心もざわつかない。私は別人になった。今は以前よりも百倍も千倍も幸せ。呼吸法により丹田を鍛え、マイナス思考を消して感謝に生きる。小学生の頃にこの呼吸法だけでも教えてもらえれば、どんなに幸せだろうかと思う。

　最近、東京の禅寺で時任《ときとう》千佳《ちか》さん（俳優・時任三郎氏の妻）の主催するネッフェルティティヨガに参加する機会があった。インドのクンダリーニヨガの師・ヨギ・マンディープに出会い、宇宙に通ずるエネルギーとヒーリング（癒し）の力に感応した。師は世界各地でマインドフルネスの活動もしている。マインドフルネスにより自分の中に、自分の〝軸〟を持つことは大切だと言う」

◆ヒーリングへの関わり

そして彼女は、

「ただ自分だけが幸せになるだけでは楽しくない。自分と同時に他人のためにも生きる。他人に喜んでもらって自分も楽しむ。そういう生き方がしたい。ヒーリング・アーティストとして心の絵を描き、色々な思い出をハッピーにする〝アニヴァーサリー・ボード〟という企画を立ち上げた。さらに、姉と協力してジュエリーの仕事を通して、問題をかかえ心を病んでいる女性たちに〝かわいい、きれい、楽しい〟という感覚を蘇らせ、生きるエネルギーを高めるような仕事をしたい」

と話を結んだ。

このような話により、私は期せずして現代人の直面している文明病、心の病、その苦しみ、そこからの脱却、自己ヒーリングの体験などに触れ、マインドフルネスへの一つの手がかりを得ることが出来たことに感謝している。

◆白隠の養生法

臨済宗《りんざいしゅう》中興の祖である白隠禅師《ぜんじ》が過度な修行の結果、自律神経失調症から丹田呼吸による養生法によって回復したことは、「白隠の健康法」として各所で紹介されている。著書『夜船閑話《やせんかんな》』に記されているが、この書は、修行途上、病のために挫折する修行者が多いことを憂える弟子たちの要望に応じて刊行されたものである。道教の養気法にもとづく「内観の法」が述べられている。

①床に入り上を向いて静かに横たわる。枕は握りこぶし一つの高さ。

②目を閉じ、両脇から少しはなし両手を伸ばし、両足も肩幅ほどに伸ばしリラックスする。

③全身の力を抜き、気海丹田《たんでん》（臍下《せいか》十センチほど、下丹田）に気を集中させる。

④「内観四句」を静かに念じながら、吐く息を丹田に下ろし、気が下腹部、股、脚、脚の裏へと流れ満たしていく。

「内観四句」は次の通り。

一、わがこの気海丹田、腰脚足心《ようきゃくそくしん》、まさに

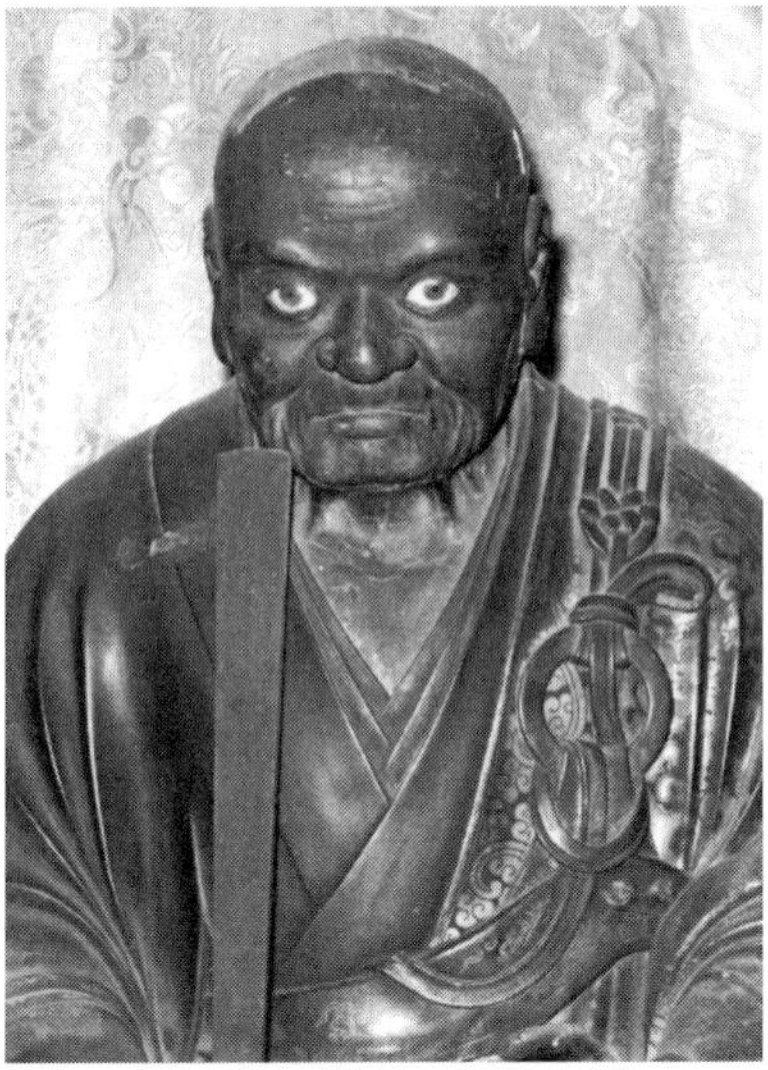
白隠禅師（静岡・松蔭寺蔵）

これわが本来の面目、面目なんの鼻孔《びくう》かある。

二、わがこの気海丹田、まさにこれわが本分の家郷、家郷なんの消息かある。

三、わがこの気海丹田、まさにこれわが唯心《ゆいしん》の浄土、浄土なんの荘厳《しょうごん》（飾り）かある。

四、わがこの気海丹田、まさにこれわが己身《こしん》の弥陀（阿弥陀仏）、弥陀なんの法をか説く。

このように繰り返し繰り返し実践していくと、やがてグッスリと眠れるようになり、体と心が調《ととの》って元気をとりもどす、健康が回復すると教示している。

龍澤寺《りゅうたくじ》（静岡県三島市）の鈴木宗忠老師（故人）は、数次にわたりローマで坐禅の指導をされた。

バチカンの神父さん達も参加したが、初心者に対しては、もっぱら「頭じゃないよ、丹田だよ」と丹田呼吸法を伝授したとお話しになっていた。「Cut, cut your thinking mind! Body-catching!　頭で考えることを止めよ、体得するのだ」と。「東西霊性《れいせい》交流」の報告書の中で「私は坐禅によって肉体をとりもどした」という神父の感想は注目に値する。

◆白隠禅の目指すもの

ただし、言うまでもなく、白隠禅の本義は、「健康法」や「癒しの瞑想」「マインドフルネス」にはない。時代の要請とは思うが、とかく「健康法」や「養生法」が一人歩きする傾向があるのも事実である。「白隠の健康法」「白隠の養生法」は一般の人々向けでもあるが、本来は修行の道を歩み、世のため人のために働くためには、まず健康な体、長生きすることが大切であるという、修行者への指南である。

白隠禅の背骨は、「悟り、見性《けんしょう》体験（自分の本性を体得すること）」「公案による修行」「菩薩道（自利利他の行）の実践」という三つの道にある。読経、坐禅、参禅、作務《さむ》により自我をそぎ落として行き、般若心経にある「色即是空《しきそくぜくう》」の「空」に出会うということを第一においている。

そのためには、「無字《むじ》」「隻手《せきしゅ》の音声《おんじょう》」という公案により、自我と格闘し自己を追い詰めていく、そして「安心《あんじん》」を得るという激しく厳しい過程がある。師家《しけ》（参禅の師匠）に見性を許されて公案修行へと進むと、師家の指導は一層手厳しくなる。このような修行を経て「空即是色」と日常に立ち返り、他人の世話や社会貢献をしていく。天地と一体となり元気溌剌《はつらつ》と主体的に生きている自分となるわけである。

このように厳しく自己を追い詰め般若の智慧・慈悲心を開発して行く点、「瞑想」や「癒し・ヒーリング」を眼目とするマインドフルネスと、「見性体験」「菩薩道の実践」を目指す白隠禅とは大きく異なるのではないかと思う次第である。

真《しん》言《ごん》密《みっ》教《きょう》とマインドフルネス

大下《おおした》 大圓《だいえん》

◆マインドフルネスと密教瞑想

本書の他の文脈にもあるように、一九八一年に「注意に基づくストレス低減プログラム」が米国マサチューセッツ医学センターのジョン・カバット・ジンによって開発された。多くの治療的臨床研究がなされて成果をあげている。もともと仏教瞑想（&ヨーガ）から、示唆《しさ》を受けたとされているがインド語のサティ（正念《しょうねん》）を「意図的に、今この瞬間の体験に、判断することなく注意を向ける」という解釈で宗教性を除いて、いまやアメリカ本土だけでなく世界に拡がり、日本社会でもブームになっている。

マインドフルネスのコンセプトは「判断を入れず、現在の瞬間に中心をおく、気づき」という解釈があり、多くの企業戦士の能力開発にも採用されている。二〇〇〇年以降にマインドフルネスのメタアナリシス研究もすすみ、多くの医学的研究で成果をあげている。心身の改善でがんの成長に関係するテロメラーゼ活性を有意に低下させた客観性の高い評価があり、健康長寿につながる可能性さえ示唆されている。

筆者は、これまで仏教瞑想を中心に医学的、心理学的な研究と解釈を試みて「ゆるめる瞑想」「みつめる瞑想」「たかめる瞑想」「ゆだねる瞑想」のメソッドに分類した。筆者の理解では、マインドフルネス瞑想は「ゆるめる、みつめる瞑想」の範疇《はんちゅう》になり、密教瞑想は「たかめる、ゆだねる瞑想」に分類される。

伝統的な瞑想を当てはめると「ゆるめる瞑想」は心身の緩和《かんわ》、集中をもたらし「ヨーガ瞑想、シャマタ瞑想、只管打坐《しかんたざ》、阿息観《あそくかん》」などが該当する。

「みつめる瞑想」は意識の観察、洞察であり「ヴィパッサナー、摩訶止観《まかしかん》、小止観《しょうしかん》、阿字観《あじかん》法、公案《こうあん》坐禅、内観《ないかん》法」などが該当する。

「たかめる瞑想」は心身の機能促進や創造生成に活用され、「クンダリニー法、気功、月輪《がちりん》観《かん》、光明《こうみょう》瞑想、ＴＭ瞑想、音楽イメージ誘導法、サイモントン療法」などが該当する。

「ゆだねる瞑想」は意識の融合や統合をはかり「如来観想《にょらいかんそう》、光明瞑想、密教観法、宇宙瞑想」などが該当する。これからの詳細は拙著『臨床瞑想法』（日本看護協会出版会）、『瞑想療法』（医学書院）などを参照頂きたい。

これまでの研究から密教瞑想とマインドフルネス瞑想の違いは、瞑想中の脳波、自律神経などに賦活《ふかつ》する部位が異なる影響が見られることである。それは脳内伝達物質の分泌も関連して、心身の機能にも影響するということである。特に密教瞑想は能力発揮に役立つ交感神経優位にありながらも、脳波はアルファ波を保持する状態が予想されている。

◆真言密教と瞑想

中期密教の流れである日本では、さらに天台《てんだい》宗《しゅう》の密教を「台密《たいみつ》」といい、京都の東寺《とうじ》に拠点があった真言宗《しんごんしゅう》の密教を「東密《とうみつ》」とよんでいる。ここでは、高野山を開いた弘法大師《こうぼうだいし》・空《くう》海《かい》の著作を通して、密教瞑想を理解しよう。

空海の『即身成仏義《そくしんじょうぶつぎ》』には、

「三密加持速疾顕《さんみつかじそくしつあらわる》とは、謂《いわ》く三密とは、一《ひとつ》には身密《しんみつ》、二《ふたつ》には語密《ごみつ》、三《みつ》には心密《しんみつ》なり」

「法仏《ほうぶつ》の三密は甚深微細《じんじんみさい》にして等覚十地《とうがくじゅうじ》も見聞《けんもん》する能《あた》わず。かるが故に密という」

密教の「密」の解釈は、人間の身体（身密）、言葉（語密）、意（心密）という三つの機能が、仏の三つの機能と融合し、その境地は簡単に見たり聞いたりできないほど深遠であるから密という、ということである。決して秘密にして隠しているという意味ではない。真言密教の所依《しょえ》の経典である『大日経《だいにちきょう》』には悟りを菩提《ぼだい》という表現で著している。そしてその菩提（悟り）に至るための方法は、

「云何《いかん》が菩提とならば、いわく実の如く自《じ》心《しん》を知るなり」

として、いまのありままの自心を覚知することを教える。

したがって、密教における宗教的な人格の完

成とは、自己の内証において曼荼羅《マンダラ》を実現することであり、自覚することである。大日如来《だいにちにょらい》は自覚の本体であり、自己がそのままで如来身であることを現証することが実践者としての究極の目標となる。

瑜伽行《ゆがぎょう》によって悟りを実証することこそ、密教瞑想のめざすところなのである。

◆密教瞑想の特徴

真言密教の中心となる教えが「三密行《ぎょう》と三密加持《かじ》」である。三密とは身密、語密、心密であり、身体と言葉と精神作用を統合して修行することが三密行である。その身体と言葉と精神作用の行を通じて到達する目標が「即身成仏《そくしんじょうぶつ》」であり、即身成仏に至るまでの修行の総称を「三密加持」という。

「即身成仏」とはインドで大乗仏教を展開したナーガールジュナ（龍樹菩薩《りゅうじゅぼさつ》）が著《あらわ》したという『菩提心論《ぼだいしんろん》』に「父母から生まれた肉身のままで、速やかに大いなるホトケの境地を得ること」とあり、即身成仏はインド、中国伝来の密教の教えである。もともと仏教の意味することばも「仏に成る教え」であり成仏を目的としている。密教はそこに注目し、「永い長い修行を経て仏になる」のではなく、この身をもって「生きているうちに仏になる」教えである。

その三密加持の修行法は、「手に印契《いんげい》を結び、口に真言を誦《じゅ》しつつ、意（心）は精妙な世界に入って、仏と融合一体化する」ことである。この融合する意識や精神性のことを「入我我入《にゅうがにゅう》」（仏が我にはいり、我が仏に入る）という観念であり、瞑想的心境において実現する世界で、その瞑想のことを「瑜伽行」という。

密教の経典である『大日経』には「五字厳《ごじごん》身観《しんかん》」と『金剛頂経《こんごうちょうきょう》』に説く「五相成身観《ごそうじょうしんかん》」などにあるように、「地《ち》、水《すい》、火《か》、風《ふう》、空《くう》」の五つのエネルギー（五大《ごだい》）を自身に感じつつ、そのまま宇宙大まで広がる合一的・融合的心境に成るための瞑想法が瑜伽行であり、密教瞑想

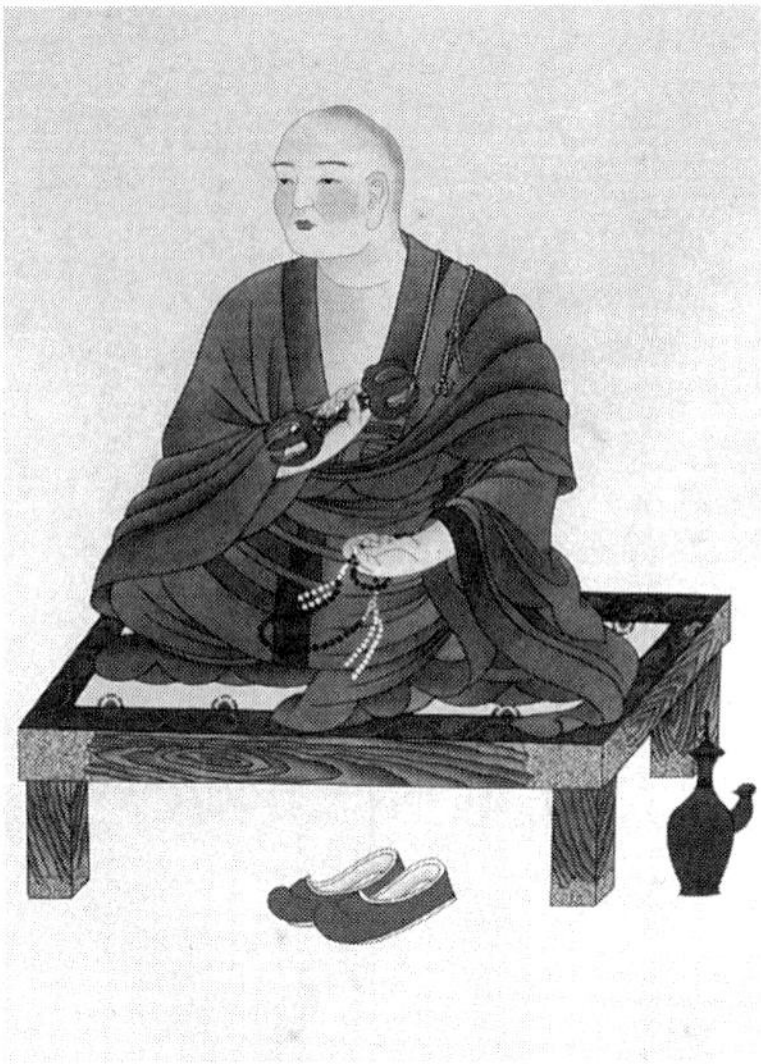
弘法大師空海

である。そのことを『菩提心論』には次のようにある。
「凡《およ》そ瑜伽観行《かんぎょう》を修習する人は、当《まさ》に須《すべか》らく具《つぶさ》に三密行を修して、五相成身の義を証悟すべし。言う所の三密とは、一に身密とは契印を結び、聖衆を召請するがごとき是れなり。二に語密とは、密に真言を誦して文句をして了了分明《りょうりょうふんみょう》ならしめ、謬誤《びゅうご》無きがごときなり。三に意密（心密）とは、瑜伽に住して白浄月の円満に相応して菩提心を観ずるがごときなり」
密教では、三密行という瑜伽行の宗教的生活の始まりから目的までの心を三種の菩提心《ぼだいしん》として、灌頂《かんじょう》の儀式で授けてもらう。これは三昧《さんま》耶《や》戒であるが、三種とは、①行願《ぎょうがん》菩提心（密教修行と願意をおこすこと）、②勝義《しょうぎ》菩提心（密教

の優れた教義を顕すこと）、③三摩地《さんまじ》菩提心（肉身をもって、仏の境地を実現すること）である。

この悟りの心を意味する菩提心は、『大日経』（住心品《じゅうしんぼん》――三句の法門）によれば「菩提心ヲ因《いん》ト為《な》シ、大悲《だいひ》ヲ根本ト為シ、方便《ほうべん》ヲ究竟《くきょう》ト為ス」として、菩提に向かう心とすでに備わった菩提そのものの心を、大悲（大いなる慈悲）と方便（さまざまな方法）を用いて、瑜伽の境地で実践修行することが真言密教の真髄である。

◆密教瞑想の具体性

密教瞑想のひとつに阿字観がある。坐る目の前に梵字の阿字を描いた掛け軸をかけて瞑想することである。その阿字を本尊とするところから阿字観、あるいは阿字観法という。同じように月輪《がちりん》を描いた本尊を用意して瞑想することを月輪観、あるいは月輪観法という。そういった対象物を見ないで、「阿」を自心に感じながら、ひたすら呼吸の中に阿字をイメージしながら、観想することを阿息観という。

この阿字は、サンスクリット語やチベット語で「無、不、非」の原義があるが、真言密教では大日如来をあらわす文字（種字《しゅじ》）として、この「阿字本不生《ほんぷしょう》を達観したときに大悟が得られる」とされた。

空海は『声字実相義《しょうじじっそうぎ》』の中で、「声字、分明にして実相顕わる。声字実相とは、即ち法仏平等の三密、衆生本有《しゅじょうほんぬ》の曼荼《まんだ》なり」として、自心の内面に抱く仏のイメージは、そのまま宇宙性に繋がっている法身《ほっしん》の感得につながるものであると説明する。自内証《じないしょう》を通して宇宙性を感ずる瞑想法がここにある。

また、法仏を具体的にイメージするのが「マンダラ（曼荼羅）瞑想」である。マンダラ瞑想は、マンダラを本尊や対象物として前に置き、それを観ながら、あるいは感じながら瞑想をすることである。マンダラとは総集とか円満具足《えんまんぐそく》の意味があり、真言密教では「大《だい》曼荼羅」「三《さん》昧耶《まや》曼荼羅」「法《ほう》曼荼羅」「羯磨《かつま》曼荼羅」の四種類である。

近年の密教思想やマンダラの理念に関心を示す現代人の理由には、現代社会をリードする科学技術文明の未来に、漫然とした不安感がもたれ始めたこと。分析的、没個性的、微視的な方向に視点が定められてきた現代文明に対し、マンダラの世界が全体性と多様性、それに行動力を志向する点であるとの指摘がある。

またユング心理学の研究者からはマンダラが東洋文化の基底をなすものであり、マンダラが自分の全体、もしくはその中心をなすものであり、諸宗教の共通の根底をなす普遍的人間的な体験とつながるという見解もある。マンダラを内証に獲得して生きることは、自心のスピリチュアリティを向上させることに有効である。それは現実生活におけるスピリチュアルな生き方とは、人間が自己のスピリチュアリティに気づき、他者や環境との調和を図りながら、成熟して宇宙的生命に融合しようとする営みに他ならない。密教瞑想の現実的目的がそこにある。『即身成仏義』には六大《ろくだい》と瑜伽の相関性が述べられている

「六大《ろくだい》は無碍《むげ》にして常《つね》に瑜伽なり」

この六大は身体の五大に識大《しきだい》を融合させた空海の六大縁起《えんぎ》説からきているが、もともとの五

大はインドから伝来する神経生理学的中枢であるチャクラを用いた五字厳身観《ごじごんしんかん》にある。五字とは、地（a）水（va）火（ra）風（ha）空（kha）の意味であるが、六大を意識した修行とは、人の外的身体の機能と内的精神機能が調和して、宇宙意識の象徴である大日如来と融合する瞑想法である。五大の瞑想法はチベット仏教の内タントラの次第に同様な修行法がある。

　互いに存在することは、すでに悟りを意識した仏性《ぶっしょう》の顕現であり、その仏性が大日如来の宇宙性に昇華される。

　人が清らかなる悟りを目指す実践の心と自心の内面に菩提の心を包含していると自覚する心の二つを説明している。それによって、瞑想はその両方をそなえた営みとなる。

　このことは、多くの苦悩する人びとを救済することにより、結果としてすべての人々を悟りの世界へ導く営みにつながることを約束するものである。

　さらに『即身成仏義』には、すべてのエネルギーの交流することを説明している。

「六大法界体性所成《ほうかいたいしょうしょじょう》の身は、無障無礙《むしょうむげ》にして、互相に渉入相応《しょうにゅうそうおう》し、常住不変にして同じく実際に住せり」

　このことは大宇宙を構成する六大は自己と同じであり、瞑想的心境は、互いに融け入りあい、相応一致し、永遠不変であり、そのまま真実にして究極的なあり方で存在し続けている。真言密教の「秘密荘厳《しょうごん》心」は融合した統合意識状態で永遠に存在し続ける覚醒した宇宙性の境地をあらわしている。

　阿字観瞑想は、究極は『大日経』の瞑想であり、さらには『大日経』の説く宇宙観を体得する密教瞑想法の一つだといえる。

◆瑜伽瞑想とスピリチュアル・アセンション

密教では、この肉体を保持したままで、悟り（拡張意識）に至る方法を具体的な三密（身体、言語、意識）のはたらきによって説明する。その要点は全ての仏や全ての生きとし生ける衆生が、各々の三密のエネルギーを保持し互いにその三密のエネルギーを交流し、互いにエネルギーに応じあう（加持）ことをもって、宇宙意識と合一という悟りに至ることを理解する。加持とは渉入と保持であり、互いに融和することである。

空海は最終的な人の心の到達点を瑜伽行という密教瞑想による悟りに至ることを求めている。このことは弘法大師自身の入定《にゅうじょう》実践をみれば、如実にその本質を証明している。瑜伽行という瞑想実践によって、つねに覚醒するための仏智を保持し続けることが可能となる。瞑想は釈尊自らが悟りを開き、明晰なる智慧を獲得する手段として用いたわけであるから、瞑想は根本的な悟りに至る仏教の実践的な修行の要諦である

密教では伝統的瞑想の経験と英知を経て、即身に悟りにいたる道として、より積極的に瑜伽行を位置づけている。

『即身成仏義』では、次のように示す。

「三密相応するが故に、現身《げんしん》に速疾《そくしつ》に本有《ほんぬ》の三身を顕現《けんげん》し、証得《しょうとく》す」

密教瞑想は、如来の三密と人の三密のはたら

きが相応《あいおう》ずるうえに、この身体のままですみやかに、本来われわれが保持している三種類の身体を顕し、体得することである。如来の大いなる大慈悲の調和的エネルギーが、月の光が湖面に映っていくように、自性《じしょう》と衆生《しゅじょう》（私とクライアント）が共に、そのエネルギーを享受し、悟りという宇宙的なたましいに合一する営みである。

密教瞑想によって、仏徒の目指す目標は、曼荼羅世界の意識構造、すなわち宇宙的な視座からのスピリチュアリティを顕現するものであって、国境、民族、宗教を超えた調和的世界観にある。この視点に立脚して、現代社会が抱えるさまざまなたましいの課題に対して、きわめて具体性をもって取り組む営みが、宇宙的平和を目指す密教の瞑想の目標なのである。『大日経』に説くところのすべての畏《おそ》れから解放された平和な心境であり、それは光明に満ちた「一切法《いっさいほう》平等無畏《びょうどうむい》」という境地に到達することである。

人類が互いに人種、思想、言語、主義主張を超えて、スピリチュアリティにおいて、共につながりあえる具体的な行動が瞑想活動なのである。個人や社会が統合していくために、さまざまな瞑想のエッセンスを統合的に活用することと、つまりホリスティックな人間観に立つ「統合瞑想」の実践を通して、未来への平和社会実現を目指すことが密教瞑想の現代的な目的と役割といえよう。

統合瞑想は、個人の統合性と環境や社会の統合性という双翼の目的がある。したがって統合瞑想は、多義的、多元的でマンダラ的視座で、すべての人が、自己の健康生成やスピリチュアリティの向上に活用できるものと確信する。

南《な》無《む》阿《あ》弥《み》陀《だ》仏《ぶつ》とマインドフルネス

朝野《あさの》 倫徳《りんとく》

◆マインドフルネスは、念仏僧のもとにもやって来る

この五年ぐらいだろうか、「マインドフルネスって、知ってます？」と聞かれたり、「マインドフルネスについて、どう思いますか？」と意見を求められることが多くなった。そんな時は、

「わが宗派（時宗《じしゅう》）は、念仏《ねんぶつ》（南無阿弥陀仏）を旨《むね》としているので、マインドフルネスのベースになっている禅については、本来、専門外なのですが……」

と、但《ただ》し書き付きのコメントを、腰が引けたままハーフスイング気味に出す恰好《かっこう》となる。つまり、スパンと振り切った意見が言いにくい。まず、これが本音である。

だがしかし、さらに本音を申せば、「マインドフルネス」という概念とその感触は、たとえ禅僧でなくとも、浄土系も、法華《ほっけ》系も、密教《みっきょう》の僧侶も、仏法を学び実践する者ならば、みな確実に既知《きち》の「感覚」のはずである。

最初、「今、アメリカやヨーロッパで『マインドフルネス』ってのが結構なムーブメントになってて、ビジネス界じゃ、どんどんメジャーになってるよ！」と友人に教えられた時は、「え!? ベトナムが生んだ禅マスター、ティク・ナット・ハン師が説いているマインドフルネスが？」と、正直、まったくピンと来なかったのだが、あれから数年、確かに今や、本屋でもマインドフルネス関連本が何種類も平積みになっているし、テレビの情報番組で特集を組まれる事も多くなった。

◆一九九五年のマインドフルネス

私が初めて「マインドフルネス」という言葉に触れたのは、もう二十年以上も前になる。当時、超宗派の「南無《なむ》の会《かい》」の一道場として、「南無の会青年部」を仲間数名で起《た》ち上げて、四年目ぐらいだったか。南無の会青年部の常連参加者のひとりがティク・ナット・ハン師のシンパで、日本招聘《しょうへい》から各地でのセミナーの運営にボランティアとして関わっており、一九九五年にハン師が来日した際に「是非、南無の会の皆さんもいらして下さい！」と強く誘われたのだ。

そこで有志数名で、師の講演会を拝聴し、帰り際に「これ、ティク・ナット・ハン師の著作です。英語ですけど、中学英語で十分、理解できる本ですので！」と、当日もボランティアスタッフをしていたその知人に勧められるままに購入したのが『プレゼントモーメント、ワンダフルモーメント』という、いわば「マインドフルネス」入門書。

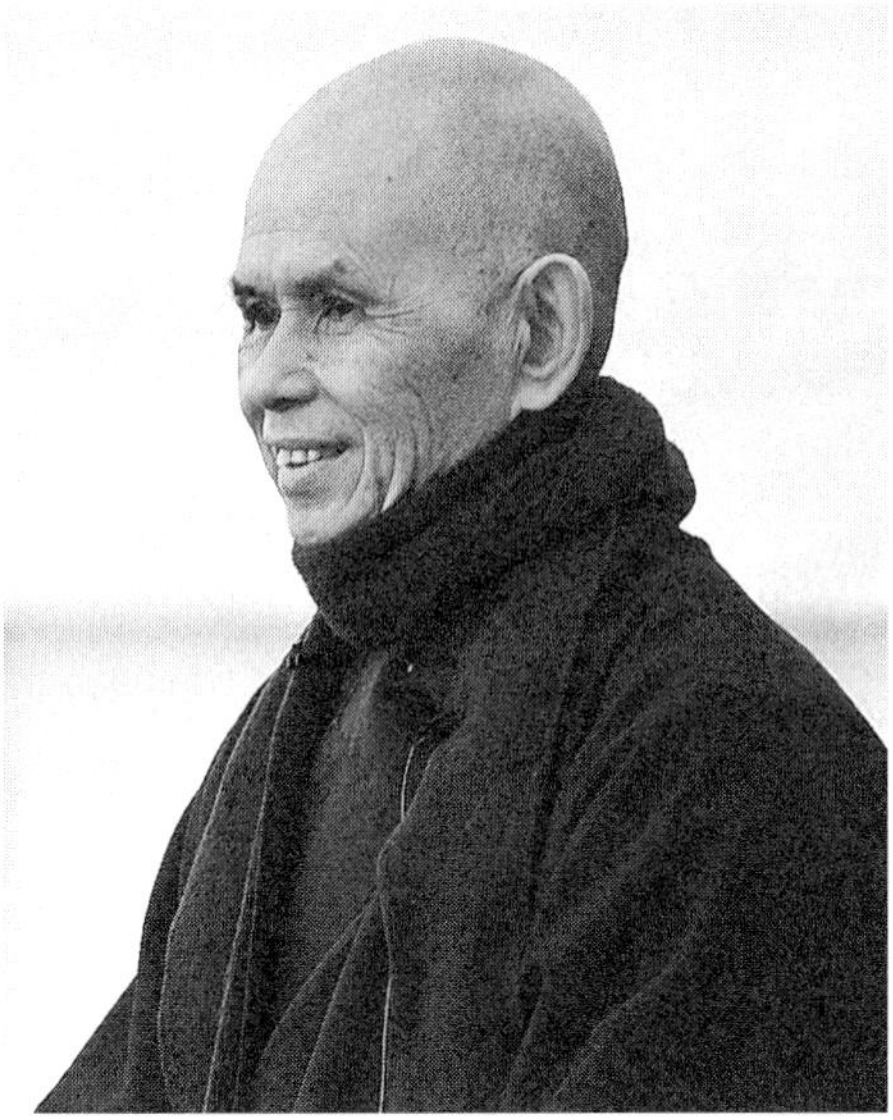
ティク・ナット・ハン師

いま思えば、まったく失礼極まりない話なのだが、当時、七十歳近かったティク・ナット・ハン師を間近に見ながら、「謙虚なお人柄なのは判るけど。正直、迫力ないなぁ。老境、ってことなのかねぇ……」なんて、仲間内で語っていた。これはもう、ヤクザ用語でいうところの「盆《ぼん》が暗《くら》い」、ボンクラそのもの。思い出すだに恥ずかしい。

ともあれ、会場で購入した本は確かに判りやすくて、折りにふれて何度も読み返している。その中で繰り返される「マインドフルネス」という言葉が、サンスクリットでは「スムリティ（※「念」「思い出すこと、心に刻むこと」）」にあたり、パーリ語では「サティ（※気づき）」にあたるということは、ずいぶん後になってから知った。

◆ザ・マインドフルリーダー　ティク・ナット・ハン

その後、仏教的に言えば無明《むみょう》という、世俗的に言えば「盆暗《ぼんくら》」街道を歩んでいた南無の会青年部仲間（※筆者も含まれる）は、「エンゲイジドブディズム研究会」という、なかなかに濃い面子《めんつ》のみが出入りしていた勉強会（※某新興教団の現役教祖もメンバーにいた）ともご縁が出来て、「行動する仏教」とも訳される「エンゲイジドブディズム」運動にいたく感銘を受ける事になるのだが、この「エンゲイジドブディズム」の提唱者も外ならぬティク・ナット・ハン師なのだった。

さらに二〇〇〇年代になり、知り合いの禅僧が「今、ヨーロッパで、カジュアルな禅、って言うのかな。カフェとか屋根裏部屋のロフトとかで、『今、その気分だから坐禅《ざぜん》』みたいに、場所を選ばずにリラックスしてメディテーション（瞑想）するのが流行《はや》りつつあるらしいんですよ。坐蒲《ざふ》もお洒落《しゃれ》なクッションみたいなヤツで。自分も、そんな風な坐禅を広めたいんですよ。憧《あこが》れるよなあ」と、目を輝かせながら語ってくれたのだが、もちろん、その「オシャレ坐禅」ムーブメントの火付け役は、フランスを拠点に啓蒙《けいもう》活動を続けるティク・ナット・ハン師だった。

そして、いよいよと言うべきか。

「マインドフルネス」の波が、世界のそこかしこでうねりを起こし始めた。

一九九五年の来日時に七十歳ちかく、「老境」「そろそろ晩年」と盆暗僧達の目に映ったハン師は、枯《か》れるどころか、ますます瑞々《みずみず》しく、マインドフルネスの種を蒔《ま》き続けていたのだ。いつまでも清流のごとく、あるいは汲《く》めど尽きない井戸のごとく、源流そのものの具現者として。

師の活動を見ただけで、マインドフルネスがいかにパワーに満ちているか、どんなに素晴らしいポテンシャルを持っているかが一目瞭然ではないか。

◆念仏とマインドフルネス

以前、南無の会本部が「南無行《なむぎょう》」といって、一般の参加者向けに、宗派にとらわれない「泊まり込みのお寺体験合宿」を行っていた時期があった。たいへん素晴らしい企画だったので、南無の会青年部から「なあむサンガ」に名称を変えた我々も、「なあむ行《ぎょう》」という二泊三日の夏合宿を始める事にした。会場は埼玉県飯能市《はんのうし》の竹寺《たけでら》さんで、年に一度のペースで（※現在は休止中）。

当時、それを意図していた訳ではないのだが、その「なあむ行」は、三日間の行中、マインドフルな空間でマインドフルな体験にどっぷりと心身を委《ゆだ》ねて頂く合宿となっていた。

なあむサンガは元より超宗派のポリシーで運営されている会なので、参加者に体験して頂く「行」も、各宗派のいいとこ取り。まず、早朝の起床後はスタッフの禅僧指導のもと、本式の「暁天坐禅《ぎょうてんざぜん》」に始まり、密教の護摩《ごま》焚《だ》き体験あり、竹林に囲まれた堂内で名人の手ほどきで水墨画に取り組んだり、句会があったり、ティーブレイクは茶道のお点前《てまえ》をカジュアルな形で振る舞い、何せ、舞台装置の会場から最高で、周りを見渡せば竹林と山々、そこから爽やかに吹いてくる風を感じるだけでも「マインドフルネス」そのものだった。

私も時宗《じしゅう》のお念仏を参加者に実体験して頂こうと、初心者でも容易に発声できる念仏をいくつか紹介し、実践して頂いた。基本、わが宗派のお経は声明《しょうみょう》と言って独特の節《ふし》回しが特徴で、単純に「南無阿弥陀仏」とお唱えするだけでも、その抑揚《よくよう》やリズムが初心者の方には難しい。そこで「入門編」という事で、

「ナムゥーアミダブ、ナムアミダブ、ナムアミダブ……」

と、大きく息を吸って一息に南無阿弥陀仏を十回唱える「お十念《じゅうねん》」と、調声《ちょうしょう》役が伏鉦《ふせがね》で拍《ひょう》子《し》を取り、皆の念仏の調子を揃《そろ》える「念仏一《いち》会《え》」の二つを繰り返し練習して、感覚を味わって頂いた。その時、何人かの方々が感想を教えて下さったのだが、「念仏は念仏で、坐禅とはまた違った難しさがある。だけど、徐々に馴染《なじ》んできて、声を出すことに集中するから雑念が湧《わ》かなくなるというか、終わったあと、何とも言えずスッキリしました。今、すごく穏やかな気分です」等と、嬉しい意見が多かった。

そうなのだ。今、ビジネス界や医療関係者の間で「とても役に立つ」ものとしてマインドフルネス運動が、言わば「仏教色、宗教色を取り除いた」瞑想を有効に活用するものとして大流行の兆《きざ》しを見せているが、同じように、実は念仏も、とても「使い勝手」が良い。なので、最近は、「念仏の唱え方」を問われた際に「健康法としてもとても良いんですよ」と、くだけた

感じで前述の「お十念」のやり方を教え、

「ひと息で十遍《じゅっぺん》唱えられたらまずは合格で、十五回、二十回まで唱えられるように練習してみて下さい。ま、ロングブレスダイエットの変形みたいなものですが、続けてると、凄く息が続くようになります。長息は、長生きの元ですよ。きっと終わったあと、心が落ち着いてるのが実感できますから。肩を落とし気味に力を抜いて、丹《たん》田《でん》にぐぅーっと力をこめるのがコツです」

と念仏ブレスを教えている。

念仏でマインドフルネスに至る、と考えた場合、最大の強みは前述したように、「呼吸法」として活用できること。さらに声を出して、それを耳で聴きながらおのれの発声に集中していると、自然に身体感覚と心が楽器をチューニングするように調律されて来る。

それが「念仏（南無阿弥陀仏）とマインドフルネス」の真髄《しんずい》のように思う。

◆禅、念仏、マインドフルネス、そして日本仏教

今、ビジネス界で起きている「マインドフルネス」ブームは、マサチューセッツ大学医学大学院にマインドフルネスセンターを設立したジョン・カバット・ジン博士の功績が大きいのだが、元々は師僧のもとで正式な禅の修行を積み、禅の実践者でもある博士が、

「禅は素晴らしいメソッドだが、そのままでは一般のアメリカ人に真価を伝えるのは難しい」

と、禅から宗教色をはずして判りやすく再構成

し、いわば「一般のアメリカ人向けにカスタマイズした禅」として、瞑想を主体としたマインドフルネスの体系を作り上げた。

そのカバット・ジン博士が二〇一四年の来日時に開催したセミナーの中でこんな事を言っていたという。

「アメリカでマインドフルネスが注目されて来たといっても、せいぜいこの五十年のことです。しかし、あなた達日本人は、少なくとも千年以上に渡り、マインドフルネスを文化として育み、生活をされて来ました」

つまり、日本人がマインドフルネス体験をしようと思ったら、その智恵《ちえ》となるソフトやツール、環境、体験のためのメソッドは我々の身の回りにいくらでもあるのだ。道場で参禅《さんぜん》してみるも良し、声高らかに念仏を唱えるのも良し、仏教でなくとも、生花《いけばな》をやる、書道や茶道を習う、あるいは武道も良いだろう。日本庭園をゆっくりと散策するだけだって、極上のマインドフルネス体験になるに違いない。

前述したようにマインドフルネスは、パーリ語の「気づき」から来ているのだが、このマインドフルネス・ブームが日本に上陸することで、われわれ日本人があらためて、日本文化の持つ深さや玄妙《げんみょう》さ、また日本的感性のもとで開花した日本仏教の尊さ、さらに、掘れば掘るほどに真価を発揮する仏教の潜在力《せんざいりょく》に気づくことこそが、真の「マインドフルネス」だろう。

そして、それこそが「日本発マインドフルネス」の新たな夜明けとなるに違いない。

南無妙法蓮華経《なむみょうほうれんげきょう》とマインドフルネス

影山《かげやま》教俊《きょうしゅん》

◆現代の仏教と仏道について

日本の仏教は明治新政府が発令した宗教施策の大幅な改正（弾圧）によって、経済基盤を支えた広大な寺領《じりょう》は没収され（上げ地令）、禁止されていた肉食妻帯《にくじきさいたい》もご自由にどうぞと出家は形骸化した（僧尼令廃止）。そして僧侶の養成機関だった栴檀林《せんだんりん》も宗門大学によって西欧化され（大教院制）、それまで「行学二道《ぎょうがくにどう》」（日蓮聖人《にちれんしょうにん》のことば）、「行学一体《ぎょうがくいったい》」（道元禅師《どうげんぜんじ》のことば）の精神によって伝承していた仏教の営みが、哲学（観念論）としての仏教、すなわち「仏教学」（Buddhist Studies）へと大きく変貌《へんぼう》した。現在、私たちはこの視点で仏教を見ている。

ところが、仏教は仏陀釈尊《ぶっだしゃくそん》が説かれた教えであると同時に、私たちが仏陀になる道、成《じょう》仏《ぶつ》の道でもある。ここに仏教と他宗教（主にキリスト教など）との本質的な違いがある。古来、仏教を、仏教と呼ぶよりも「仏道《ぶつどう》」と称した理由がそこにある。そして仏道といえば、当然、「仏道修行」と熟語される。すなわち、仏教をわれわれ自らのものとするためには、修行面、実践面で把握せねばならないのである。その実践原理が「止観《しかん》」である。

ここでいう実践面の把握とは、まさに止観を実習する修行者の瞑想体験のことである。瞑想体験とは観念的な言葉ではなく、釈尊が目指した解脱《げだつ》への道のり、仏道を意味する。

◆マインドフルネスという仏教の問いかけ

いま、欧米から、「マインドフルネス」（mindfulness）と称される、仏教の止観を実践原理とする瞑想技術が、日本に逆輸入されている。それはストレスフルな現代社会の要請に応えて「ストレス解消のための瞑想法」という名目で広まっているが、紛れもなく仏教なのである。

このマインドフルネスという瞑想技術は、上座部《じょうざぶ》仏教の伝統的な止観（パーリ語でサマタ・ヴィパッサナー）を基礎に、ブッダへの帰依《きえ》や礼《らい》拝《はい》という宗教儀礼を廃し、心理療法へと応用実践されたものである。

マインドフルネスとは、サンスクリット語の「スムルティ」、パーリ語の「サティ」、漢訳の「念・憶念」の英訳で、「気づき」のことである。仏教の瞑想技術では、四念処《しねんじょ》（パーリ語でチャッターロ・サティパッターナー）というかたちでも伝えられている。身体・感覚・意識・真理の四つの気づきによって、観念的な思惟《しゆい》を離れて自分の意思（マナス）に気づく瞑想体験のことである。

呼吸に意識を注意集中しながら（止）、そのあいだに何が起こるかを観察することによって（観）、観念的な思惟を離れ、「今この瞬間」に気づく、これが瞑想体験である。この体験によって、心身を苛《さいな》むストレス（煩悩《ぼんのう》）から離れるのである（ジョン・カバット・ジン『マインドフルネスに基づいたストレス緩和法（MBSR）』、一九七九年）。

このようなマインドフルネスが日本に逆輸入されたことで、明治以降、観念的に語られてきた仏教が、瞑想体験として評価されはじめた。いま求められているのは、この瞑想体験を仏教文献（観念）からどう読み取るかという、仏教学の体験的な再構築である。

ところで、私の分担執筆は「南無妙法蓮華経とマインドフルネス」だが、日蓮聖人が説かれた「南無妙法蓮華経」という題目《だいもく》を唱える行《ぎょう》（これを「唱題《しょうだい》」という）は、天台大師《てんだいだいし》智顗《ちぎ》の瞑想体験を前提に構築されている。

それゆえ、まずは天台大師の主著『摩訶止《まかし》観《かん》』から天台大師の瞑想体験を明らかにし、続けて日蓮聖人の主著『観心本尊抄《かんじんほんぞんしょう》』から唱題について論じよう。

◆天台大師のマインドフルネス

『摩訶止観』は、天台大師智顗（五三八〜五九八）の瞑想体験の記述（己心中所行法門《こしんちゅうしょぎょうほうもん》）と称され、その体験は「一念三千《いちねんさんぜん》」、すなわち、私たちの心の中には三千の世界が生きていると表現される。その瞑想体験を誘導した技術が「止観」、すなわち、「出ては入り」と、くり返される呼吸に意識を集中し、観察する。呼気には「息を吐く」という意思がはたらき、吸気はその反射で自動的に行われる。呼気によって意識集中がおき（止）、呼気の集中がすむと、吸気によって観察がはじまる（観）。さらに、瞑想状態を維持し深化させるために、その集中・観察が応用され、さらに臨機応変してくり返される（止観双用《そうゆう》）。

その技術は『摩訶止観』に「十乗観法《じゅうじょうかんぼう》」として集大成される。

〈「五陰《ごおん》」による解説〉

その瞑想体験は、仏教心理学の五陰（五蘊《ごうん》。色《しき》・受《じゅ》・想《そう》・行《ぎょう》・識《しき》）から、心と身体の関係によって解説される。すなわち、私たちの自我意識は、「身体（色）・感覚器官（受）・表象《ひょうしょう》機能（想）・意識の統合機能（行）・意識の認識作用（識）」の五つの要素によって成立する。さらに

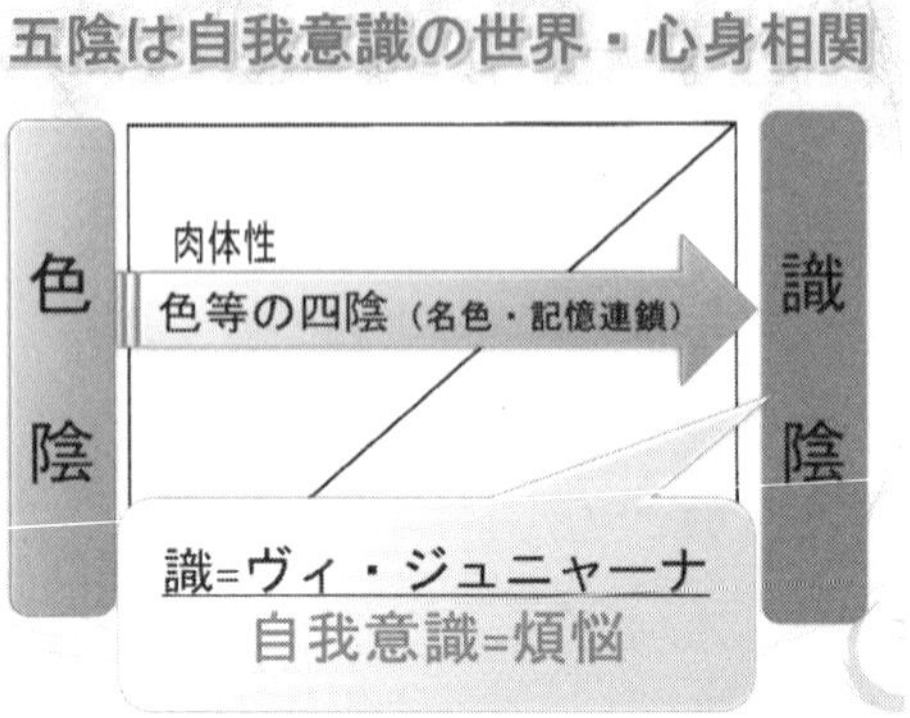

図 1

五つの関係を明かせば「身体・感覚器官・表象機能・意識の統合機能」の四つの要素は記憶連鎖（名色《みょうしき》）であり、それが意識の認識作用（マナス）の要素に映ることで、そこに記憶を頼りに分別《ふんべつ》する自我意識が生まれる。それが煩悩である（図1参照）。

文献的には、私たちの意識はサンスクリット語で「ヴィ・ジュニャーナ」といい、釈尊の悟りによる智慧《ちえ》（ジュニャーナ）に、分離・欠除・分散を表す前置詞《ぜんちし》「ヴィ」をつけることで、仏の智慧に対する世俗的な知識を意味し、私たちの自我意識が煩悩だという。ちなみに、それは漢訳で「心・心法・識・意識・本識」とされ、意識の器官としての意（マナス、心素）として、知的作用並びに情緒のよりどころの心（内的器官）を表す言葉でもある。

〈止観の瞑想技術とは何か〉

続いて天台大師は、この自我意識を止観の瞑想技術によって、記憶連鎖と意識の認識作用（識陰《しきおん》）とに分離する過程を解説する。これが天台大師のマインドフルネスである。

目をつぶり、呼吸を感じながら集中（呼気）・観察（吸気）していると、すぐに「観《み》ている自分と、観られている自分」の相対化が意識される。これが瞑想状態のはじまりで禅《ぜん》（ディヤーナ）の状態である。この瞑想のもっとも深化した状態を天台大師は禅三昧《ぜんざんまい》（禅定）と呼び、「心《しん》一境性《いっきょうしょう》」と表現する。そして、この過程は修行の三事《さんじ》（調身《ちょうしん》・調息《ちょうそく》・調心《ちょうしん》）から解説し、具体的な身体、微細《みさい》な呼吸、より微細な精神性へと深化することだという。

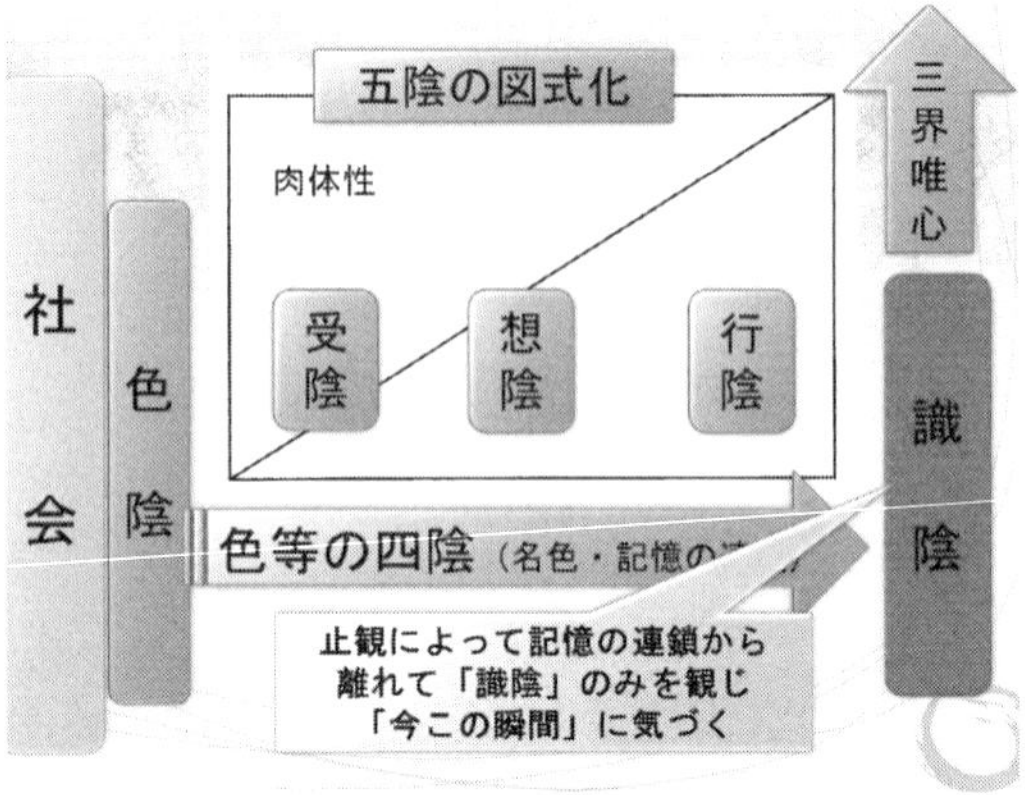

図2

この技術によって自我意識を観察し、粗雑な身体感覚から情動感覚へ、さらに微細な精神性へと、記憶連鎖に依存する意識状態から、記憶を超えた認知主体（マナス）そのものになることができたという。この体験は、煩悩（記憶連鎖）から分離された不可思議の境地（無意識）と表現される。これが禅三昧の体験である（図2参照）。

〈一念三千〉

天台大師はこの体験を、『華厳経《けごんぎょう》』の言葉を借り「心は工《たくみ》なる画師《えし》が種々の五陰を造るがごとし。一切世間のなかに、心より造らざるはなし」と、この世の中は私たちの意識（煩悩）が造ったと表現した（三界唯心《さんがいゆいしん》）。そして、この不可思議の体験を自己流の瞑想体験としないために、法華《ほっけ》思想の要《かなめ》である「百界《ひゃっかい》・千如是《せんにょぜ》・三《さん》世間《せけん》」で定量化し、「一念三千」として解説したのである。

◆日蓮聖人のマインドフルネス

「南無妙法蓮華経」という題目を唱えることを、「唱題」という。その技術は、日蓮聖人（一二二二〜一二八二）の『観心本尊抄』で語られる。そして、その中心課題は、自らの意識を観心すること、「一念三千」の法華思想を瞑想体験として主体化することである。

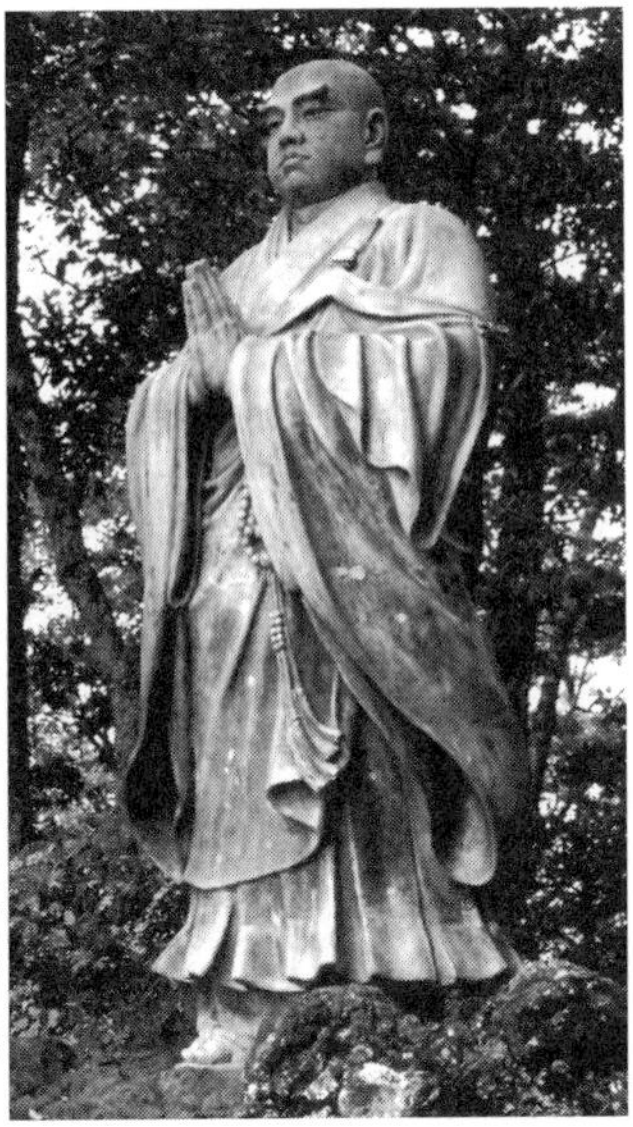

唱題する日蓮聖人の像（千葉・清澄寺旭が森）

まさに唱題とは、マインドフルネスである。

〈唱題という瞑想技術〉

日蓮聖人は唱題を「観心《かんじん》」と呼び、自我意識を観察して十界《じっかい》（地獄界《じごくかい》・餓鬼界《がきかい》・畜生界《ちくしょうかい》・修羅《しゅら》界《かい》・人界《にんかい》・天界《てんかい》・声聞界《しょうもんかい》・縁覚界《えんがくかい》・菩薩界《ぼさつかい》・仏界《ぶっかい》）に気づくことだという。その技術は「法華経並《なら》びに摩訶止観等の明鏡《めいきょう》」に自分自身の意識を映しだすことだという。

自我意識とは記憶連鎖が意思の鏡に映っている苦悩の状態だから、その苦悩から逃れるためには題目を唱えなさい、と日蓮聖人はいう。唱題とは意思の明鏡に「南無妙法蓮華経」を映すことだから、その観心によって自我意識から記憶連鎖（煩悩）が分離され、意思の鏡が波立たなければ、ああでもない、こうでもないと悩む

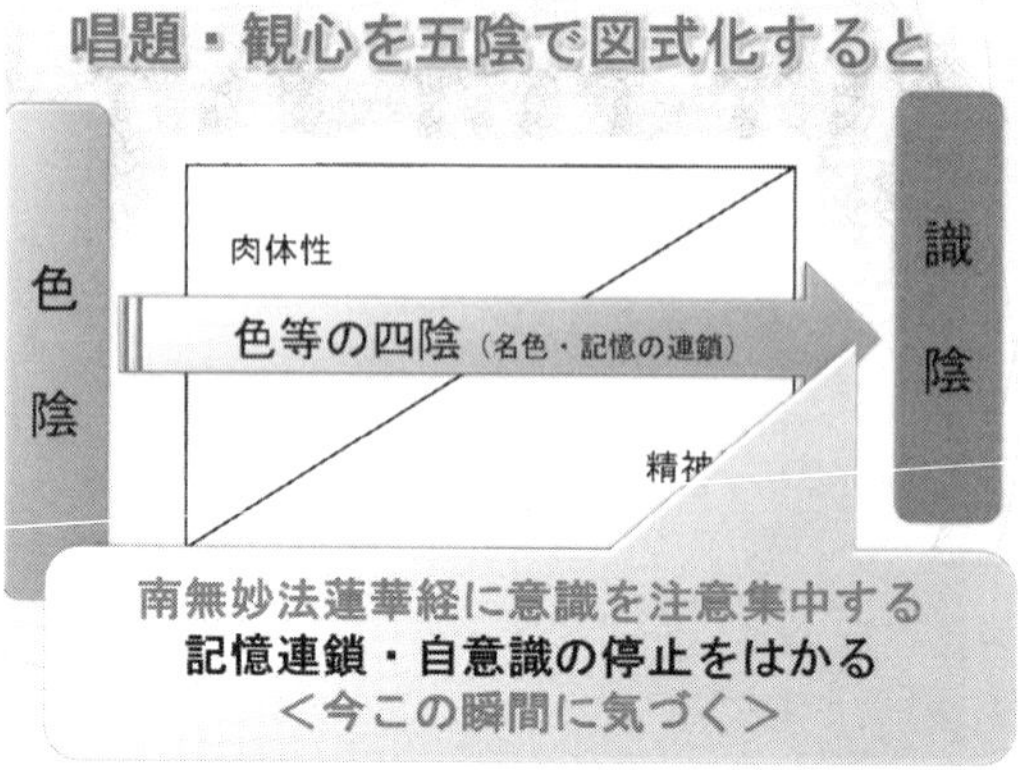

図３

ことのない、無心な意識状態が誘導できるという（図3参照）。

〈唱題によるマインドフルネス〉

この唱題による「気づき」について、日蓮聖人は、『観心本尊抄』の中で自問自答する。

日蓮聖人は、「私たちの自我意識の中に、ほんとうに十界があるのだろうか」と問いかける。そして、肉体をもっていれば、六道《ろくどう》（地獄界・餓鬼界・畜生界・修羅界・人界・天界）など様々な欲望の世界があっても不思議はないが、四《し》聖《しょう》（声聞界・縁覚界・菩薩界・仏界）などの聖なる意識状態は、はたしてあるのだろうか……という問いには、「どんな悪人でも、妻子を慈愛《じあい》するだろう。ここにわずかだが菩薩界の意識が見えている」と答える。さらに、「だが、仏界の純粋な意識状態だけは表現できないから、これまで地獄界から菩薩界まで九つの意識状態のあることが明らかになったから、仏界はあると信じて疑ってはならない」という。

要するに、私たちは肉体をもっているために、それに付随《ふずい》する様々な欲望（六道）に翻弄《ほんろう》されるが、唱題（観心）によって慈愛の意識（菩薩界などの聖なる意識）には気づくことができる。だが仏界だけは無意識（無分別）の領域にあるから、人界の意識（分別）では気づけない。だから、「信」によって疑惑（分別）を離れよと、スピリチュアルに表現する。

「信」をもって「南無妙法蓮華経」と声高らかに唱題する時、私たちは、通常の意識（分別）とは異なる次元の意識（無分別）で、仏界への「気づき」を得るのである。

◆結語にかえて

唱題による瞑想体験がマインドフルネスである。この体験を仏教文献から読み取ると、唱題による成仏（仏界）は、それはスピリチュアル（不可思議）なことがらだから意識化できない。だから「信じる」ことで無分別の意識状態を誘導せよと、信ずることの安らぎ状態（これを「以信代慧《いしんだいえ》」という）を強調する。

さらに唱題によるマインドフルネスは、慈愛の意識（菩薩界）までが、意識化の対象になるという。まさにこの慈愛の意識状態に気づくことによって、私たちは成仏（仏界への「気づき」）を志向し、成仏への信行が生まれるのである。

これが伝統的な仏教の営み、「行学二道」「行学一体」の世界である。

上座部仏教《じょうざぶぶっきょう》とマインドフルネス

井上《いのうえ》ウィマラ

マインドフルネス瞑想が今のような流行になった背景には、ジョン・カバット・ジンがマサチューセッツ大学医学部で創始したマインドフルネスストレス低減法（ＭＢＳＲ）が効果を発揮して統計的なデータも揃えられていたことがある。カバット・ジンは、マサチューセッツ郊外のインサイト・メディテーション・ソサイティ（ＩＭＳ）の集中瞑想（接心）に参加した時に得たインスピレーションからＭＢＳＲを思いついたという。仏教瞑想がこんなに効果のあるものであるならば、現代社会の苦しみが一番集まってくる病院で活用してみてはどうだろうか、というのである。

分子生物学の博士号をもち、父親もノーベル賞級の研究者であったという彼は、そのプログラムが科学技術に支えられた現代医療の中に受け入れられるように慎重に計画を練った。仏教瞑想をベースとしながらも、宗教性を感じさせるような専門用語は一切使わず、現代人の生活の中で十分に実践可能な内容に工夫したのである。ここでは、彼の主著でありマインドフルネス瞑想の実践法に関するもっとも詳細な著作の一つである『マインドフルネスストレス低減法』（春木豊訳、北大路書房）を概観しながら上座部仏教との共通点と相違点を説明してみたい。

◆そのルーツについて

カバット・ジンは、マインドフルネスのルーツについて次のように述べている。

> 「マインドフルネス瞑想法」は〝注意集中力〟を高めるためのトレーニングを体系的に組み立てたものです。これは、アジアの仏教にルーツを持つ瞑想の一つの形式を基本としています。注意を集中するということは、〝一つひとつの瞬間に意識を向ける〟という単純な方法です。この力は、今まではまったく意識していなかったことに、意識的に注意をはらうことによって高まってきます。つまり、「マインドフルネス瞑想法」は、リラクセーション（緊張がゆるみ、安らいでいる状態）や注意力、意識、洞察力をもたらす潜在的な能力を活かして、自分の人生を上手に管理する新しい力を開発するための体系的な方法なのです。（2～3頁）

ここには、伝統的な仏教が戒定慧《かいじょうえ》や止観《しかん》という専門用語で言い表してきた実践体系が現代の言葉でわかりやすく説明されている。ただし、次の言葉には、伝統仏教の信仰的要素とMBSRの自立性の違いを明確にするためのカバット・ジンの思いが込められているように思われる。

> ストレス・クリニックは、患者が助けや治療上のアドバイスを求めに来る避難所ではありません。積極的に学ぼうとする患者を励ますためのクリニックなのです。患者たちは、自分の中にあるはずの強さを見つけ出し、自分の健康を改善するために、自ら進んで何かをしようとしてここへやってくるのです。（3頁）

ここで使われている「避難所」という言葉は、伝統仏教では「帰依《きえ》」にあたる言葉である。三帰依門を唱え信仰すれば治るのではなく、自分の成長と癒《いや》しを求めて新たなレベルで人生と取り組むために積極的にエネルギーを使う具体的な実践の心掛けを強調しているのである。

◆宗教性やスピリチュアリティの視点から

MBSRでは、マインドフルネス瞑想によって全体性に触れて内的な結びつきを得ることで癒しがもたらされるとしている（第14章「〝全体性〟の体験と癒し」を参照のこと）。自分が思考の中で作り上げてしまった枠から一歩外に出て全体を俯瞰《ふかん》してみることができるようになることで、思い込みがゆるみ、本当の自分に出会いなおすことができて、生きる力が回復してゆくのだ。

俯瞰性はスピリチュアリティの本質であり、自分の枠を超えて全体性に触れることは宗教性の本質につながる。「枠から出る」という言葉は、仏教でいう出家を英訳するときに使われる「踏み出す」という言葉と関連する。経済的な自立や思想的な自由が確保されている現代社会においては、出家の本質は「枠を出る」という精神的作業に支えられるのであり、枠を出て全体性に触れることによって自然治癒力が働きレジリエンス（回復力）が高まるからこそ、人は出家や宗教によりどころを求めるのだ。

マインドフルネスの成功は、仏教や宗教やスピリチュアリティという言葉を用いずに、その本質を現代社会に移植することに成功したからに他ならないのである。

◆呼吸の見つめ方

上座部の経典では呼吸を見つめる際に、数えたりコントロールしたりせずに、吸う息と吐く息の違い、長さや短さなど一回一回の違いを感じ取りながら見つめるように教えられている。数息観《すそくかん》などが説かれるのは、注釈書の中で補助的手段として説明されているだけである。

こうして呼吸をありのままに見つめているうちに、「私」が呼吸をしているのではなく、生命現象それ自体が呼吸として表れているのであるという洞察が得られて、無我や空の智慧が生まれ、囚《とら》われから解放されてゆくとされている。「私」が抜け落ちて、「呼吸だけ」になる体験である（『中部念処経《ねんじょきょう》』などを参照）。

マインドフルネスでは、呼吸は「今ここ」に心をつなぎとめてくれるものであり、呼吸に注意を向けることによって、自分の身体を感じ、そこに浮かんでくる様々な思いにも気づいてゆくことが大切にされている。瞑想中の雑念を邪魔者扱いにせずに、自分の一部として大切に受け止めてゆくのである。これは、呼吸を見つめることを通して、感情や思考の体験をありのままに受容してゆくことにつながる巧みな手法である。上座部の経典では、呼吸、感覚、感情や思考などと分けて説かれているところが、呼吸に注意を向けることから総合的な観察に誘《いざな》われるように工夫がなされているのである。

◆痛みの見つめ方

上座部の経典には痛みに関する「矢の喩《たとえ》」が伝えられている。身体的な痛みが第一の矢であり、心理的な痛みが第二の矢である。誰でも第一の矢は避けられないのだが、修行をして解脱することによって第二の矢は避けられるようになる。それが悟った人とそうでない人の違いなのである。

ＭＢＳＲは疼痛《とうつう》緩和法として出発したこともあって、痛みの見つめ方は詳細に教えられている（第10章　痛みを心でコントロールする、を参照）。痛みに巻き込まれて混乱してしまっている状態から、痛みを傍観できるようになり、さらには痛みの中に入って行って、実際にどのような感覚があるのか、その感覚は同じなのか変化しているのかなどを見つめることができるようになるアプローチである。カバット・ジンの次の言葉は、こうしたアプローチの一つの到達点を示しているとみてよいであろう。

あなたは、体とか名前、思い、感情、考え方、意見、自分自身に対する確信などといったものを超えた、純粋な〝存在〟として自分を感じ取ることができるでしょうか。

あらゆる思いや感情を手放すと、すべての概念が静寂の中に溶けていきます。そして、あらゆるものを超えた意識だけが残ります。そして、この静寂の中で、〝自分は、自分の身体とは別の存在である〟ということを知るのです。体というのは、一緒に人生を歩んでいかなければならない伴侶であり、無視することはできませんが、自分そのものではないのです。便利で不思議な媒体ですが、自分ではないのです。

体が自分ではないというのなら、〝体の痛み〟も自分ではないということになります。そして、自己の存在感に入り込むことができれば、あなたと〝体の痛み〟との関係も変わってきます。あなたも、瞑想を通じてこういう体験をすることによって、痛みを受け入れる余裕を作りだし、痛みと共に生きる自分なりの方法を開発することができるようになるでしょう。（２１６～２１７頁）

これは、四聖諦《ししょうたい》においてブッダが苦しみをありのままに見つめることを説いたことに通じる姿勢である。

◆智慧と慈悲の視点から

ＭＢＳＲでは、呼吸に関連させながら、まずは自分自身を怒りや憎しみなどの感情から解放して思いやりで満たせるように祈り、それからいろいろな人に思いやりを送り、その範囲を広げて地球上の生きとし生けるもの、地球自体にも慈しみを送り、最後に自分の身体と呼吸に戻ってくるように慈悲の瞑想を実践している（３１２〜３１３頁）。

これは上座部の慈しみや四無量心《しむりょうしん》の実践にほぼ一致しているが、地球自体に慈しみを送るという発想は宇宙に浮かぶ地球の生態系への目覚めがもたらした新しい視点と言ってよいであろう。

【本書執筆者一覧（五十音順）】

朝倉《あさくら》 一善《かずよし》	作家／健康ジャーナリスト
朝野《あさの》 倫徳《りんとく》	茨城・遍照山阿弥陀寺副住職／なあむ☆サンガ代表
井上《いのうえ》ウィマラ	高野山大学教授
打越《うちこし》 暁《あきら》	打越メディカルクリニック院長
大下《おおした》 大圓《だいえん》	飛騨千光寺住職／臨床瞑想法教育研究所代表
折井《おりい》 勉《つとむ》	世田谷静坐会所属
影山《かげやま》 教俊《きょうしゅん》	日蓮宗勧学院嗣学／千葉・釈迦寺住職《お寺 de YOGA》主宰
樫尾《かしお》 直樹《なおき》	慶應義塾大学文学部准教授／慶應マインドフルネスセンター主宰
川上《かわかみ》 修詮《しゅうせん》	高野山真言宗総本山金剛峯寺阿字観能化
ケネス田中《たなか》	武蔵野大学教授／日本仏教心理学会会長
河野《こうの》 智聖《ちせい》	体運動研究家／智聖整体 Life 主宰
住谷《すみたに》 瓜頂《うじょう》	米原市・黄檗宗永明寺住職
多田《ただ》 宏《ひろし》	公益財団法人合気会本部師範
龍村《たつむら》 修《おさむ》	龍村ヨガ研究所所長
中田《なかだ》 隆寶《りゅうほう》	公益社団法人調和道協会元理事
濱口《はまぐち》 昭宏《あきひろ》	医学統合研究会主宰
藤島《ふじしま》 大《だい》	スポーツライター
藤田《ふじた》 一照《いっしょう》	曹洞宗僧侶／前曹洞宗国際センター長
保坂《ほさか》 隆《たかし》	保坂サイコオンコロジー・クリニック院長
正木《まさき》 晃《あきら》	宗教学者
松下《まつした》 宗柏《そうはく》	沼津市・臨済宗妙心寺派長興寺住職
南方《みなかた》 哲也《てつや》	公益財団法人天風会講師（元教務主任）
蓑輪《みのわ》 顕量《けんりょう》	東京大学大学院教授
安田《やすだ》 登《のぼる》	能楽師（下掛宝生流ワキ方）
山口《やまぐち》 博永《はくえい》	太極道交会道長／千葉・不老山能忍寺住職
廖《りょう》 赤陽《せきよう》	武蔵野美術大学教授／日本無為気功養生会代表